得道大健康系列丛书

应体药膳食疗方

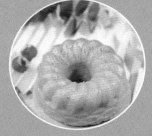

主编 杨 勇 王勇德

郑州大学出版社

**图书在版编目（CIP）数据**

应体药膳食疗方／杨勇，王勇德主编. —郑州：郑州大学出版社，2022．3（2022．9 重印）

（得道大健康系列丛书）

ISBN 978-7-5645-8351-4

Ⅰ．①应… Ⅱ．①杨…②王… Ⅲ．①食物疗法－食谱 Ⅳ．①R247.1②TS972.161

中国版本图书馆 CIP 数据核字（2021）第 238253 号

**应体药膳食疗方**

YINGTI YAOSHAN SHILIAOFANG

| | | | | |
|---|---|---|---|---|
| 策划编辑 | 袁翠红 | | 封面设计 | 张　庆 |
| 责任编辑 | 崔　勇 | | 版式设计 | 叶　紫 |
| 责任校对 | 杨飞飞 | | 责任监制 | 凌　青　李瑞卿 |

| | | | | |
|---|---|---|---|---|
| 出版发行 | 郑州大学出版社 | | 地　　址 | 郑州市大学路 40 号（450052） |
| 出版人 | 孙保营 | | 网　　址 | http://www.zzup.cn |
| 经　销 | 全国新华书店 | | 发行电话 | 0371-66966070 |
| 印　刷 | 河南文华印务有限公司 | | | |
| 开　本 | 710 mm×1 010 mm　1／16 | | | |
| 印　张 | 7.25 | | 字　数 | 110 千字 |
| 版　次 | 2022 年 3 月第 1 版 | | 印　次 | 2022 年 9 月第 2 次印刷 |

| | | | | |
|---|---|---|---|---|
| 书　　号 | ISBN 978-7-5645-8351-4 | | 定　价 | 56.00 元 |

本书如有印装质量问题，请与本社联系调换。

# 主编简介

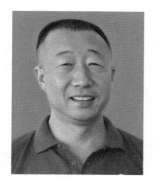

　　杨勇,内蒙古乌兰察布人,研究员,正高级工程师,重庆市中药研究院学术委员,重庆市食品工业协会副会长,重庆市旅游商会专家委员会委员,中华中医药学会药膳分会常务委员,入选2019年重庆市"英才计划"。主持并开办"得道健康大讲坛""得道药膳学院"创新科普效果良好,社会效益显著。获2019年重庆市科技进步奖二等奖1项,发表论文46篇,获授权发明专利15项,主编出版著作5部。

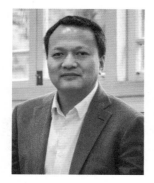

　　王勇德,新疆维吾尔自治区吉木萨尔县人,研究生学历、工学博士、研究员,现任重庆市中药研究院党委副书记、院长。长期从事科技管理及健康产品与技术研发工作,"西部之光"访问学者。近年来发表相关学术论文20余篇,获省部级科技进步二等奖3项,三等奖1项,社会发展奖1项。

# 编委会名单

主　　编　杨　勇　王勇德

副 主 编　胡柿红　赵纪峰　张艺莎
　　　　　詹　永　胡效川　冯　卫

编　　委　（按姓氏笔画排序）

　　　　　王勇德　重庆市中药研究院
　　　　　冯　卫　重庆医科大学附属儿童医院
　　　　　刘春山　山东第一医科大学附属颈肩腰腿痛医院
　　　　　杨　勇　重庆市中药研究院
　　　　　张艺莎　重庆市中药研究院
　　　　　张雁翎　重庆医科大学附属儿童医院
　　　　　罗　杨　重庆市中药研究院
　　　　　赵纪峰　重庆市中药研究院
　　　　　胡柿红　重庆市中药研究院
　　　　　胡效川　重庆市涪陵区人民医院
　　　　　娄艳琴　重庆市涪陵区中医院
　　　　　詹　永　重庆市中药研究院
　　　　　廖　霞　重庆市中药研究院
　　　　　谭相廷　东阿县承御堂中医馆有限公司

主编单位　重庆市中药研究院大健康中心

演示人员　（按姓氏笔画排序）

　　　　　刘雪飞　重庆市中药研究院
　　　　　刘　凝　重庆市中药研究院
　　　　　苏　莉　重庆市中药研究院
　　　　　张　伟　重庆中达影桥文化传媒有限公司
　　　　　周　波　重庆市中药研究院
　　　　　桂　琼　重庆展翔策划管理咨询有限公司
　　　　　温琳玲　重庆市中药研究院
　　　　　管　文　重庆市中药研究院
　　　　　廖　霞　重庆市中药研究院

# 序

　　我与杨勇研究员的结识缘于历次全国药膳学术年会的学术交流，他出彩的药膳演讲令我记忆犹新，他对药膳的研究既有理论的深入探讨，也有接地气的具体药膳制作。除了积极参加各种药膳学术会议之外，他还带领团队研究制作药膳，根据时令和当时的社会需求不断创新药膳。他的团队不仅仅给广大受众提供以文字形式的药膳知识，而且他们很好地利用了当代的电子媒体和自媒体精心导演和制作了很多药膳的视频短片，使得观者能够直观地了解有关药膳知识和制作方法，药膳需要阳春白雪的深刻理论研究，也需要利于广大百姓易于操作的具体方法。随着健康中国的理念到来，药膳对于国人日常的生活从原来的可有可无逐步达到了必需的状况。

　　因药食同源，药借食力，食助药威，药膳必然有其偏性，然而正是因为药食的偏性才可以调偏纠弊以调整人体失去平衡的阴阳气血，用对药膳则对人的身心有益，用偏虽不至于造成即刻和明显的伤害，但肯定会或多或少损伤人体。因此，对于合理应用药膳给予及时和正确的指导势在必行，既然药食同源，则药膳的使用原则必然要符合中医药学的辨证施治的原则。辨证施治的根本原则是因时因人因地制宜，即所谓的三因制宜。其中的"时"和"地"的作用因素最终体现在人体的体质变化，因此，"三因"中体质是落实辨证的根本和关键因素，《应体药膳食疗方》则是一本非常契合辨体施膳的著作。

　　本书从《黄帝内经》对于五行人的二十五种体质和太阴之人、少阴之人、太阳之人、少阳之人、阴阳和平之人五种类型论述，到对王琦院士的九种体质的论述，内容丰富，最终落实到其中的八种偏颇体质的辨证施膳，并在其团队前期的大量基础工作之上，加上了配图、故事情节精选、二维码链接小

1

视频的内容,这是本书一大亮点,避免了目前大部分纸质版书的"严肃有余,生动活泼不足"的缺陷,即使是药膳制作的小白也会按照图文和视频上手,便于药膳进入千家万户。由此可见本书确实是一本实用性和可操作性很强的书籍。

本书对于专业的医师、营养师具有很大的临床价值,对于平民百姓也具有很好的健康生活价值,是一本雅俗共赏的书籍。药王孙思邈说过:"如能用食平疴,释情遣疾者,可谓良工。"由此可以看出,好的医师和营养师必须具有用食物调整患者疾病和亚健康人群身心健康的能力。《黄帝内经》曾记载:"毒药攻邪,五谷为养,五果为助,五畜为益,五菜为充,气味合而服之,以补精益气。"孙思邈在其《千金方》的食治篇中指出:"夫为医者,当须先洞晓病源,知其所犯,以食治之,食疗不愈,然后命药。"对于疾病的处置,他强调了食疗为治病防病之首要手段,而不是首选用药,其理念确实发人深思。对于疾病的治疗和预防,医疗界一直在不断求索,但仍有很多新的病人和治愈后复发的病人,这是一直困扰医学界的难题。其中原因较多也较复杂,但不可否认的是虽然用药可以治愈或改善疾病,但人们对于长期用药的依从性较差,以及随后的饮食失节等各种因素,均有可能导致疾病的复发。如果能用食物改善或维持疗效,则可避免药物依从性差的缺陷。美味的食物是每个人每日的生活必需品,人们都有享受美好食物的愿望。一款好的膳食或药膳具有宜人的色香味,我们常常描述美食的特征为沁人心脾、赏心悦目、味觉盛宴。膳食或药膳具有五色差异和五色搭配,五色入五脏,不同色泽的食物携带着调整五脏的能量,五味入五脏,《黄帝内经》亦指出:"酸入肝,辛入肺,苦入心,咸入肾,甘入脾。"因此,选择合适的五味制作膳食或药膳,则可以调理五脏六腑机能,可以达到有病祛病以及防未病的作用,同时色香味俱佳的膳食可以愉悦五脏之神,既有食补又有神补之功效。

因此,药膳不仅仅是用于养生保健,对于疾病改善和体质调整也是必不可少的手段,药膳的应用能力是衡量医师水平的一个重要的标准,由此也可以认为仅仅会用针、药的医师还够不上良医的标准。

百姓健康生活离不开合理饮食,合理饮食则必须知己之体质,方可有的放矢地选用相应的食材和药材,而本书的药膳理论介绍和制作方法可以很好地指导百姓养生防病。目前很多养生的书和电视台播出的视频种类繁多,让百姓眼花缭乱无所适从,而本书的文字、图片和视频则提纲挈领,抓住了本质,可以做到一书在手,养生无忧,按图索骥,比葫芦画瓢,轻松了解自己体质适合哪一种药膳,使得百姓制作和应用药膳不再迷惑,能比较轻松地制作出适合自己的药膳。

相信本书的出版会给药膳研究带来有益的启示,为药膳的普及和制作提供一个便捷的指导,为百姓的健康及病人的康复提供一个有益的手段。

**中华中医药学会药膳分会主任委员　宋鲁成**
辛丑年秋于济南

# 前 言

药膳是指在中医理论指导下,按照一定配方,将某些中药与食物相配,采用传统的或者现代的饮食烹调技术和食品加工方法,制作而成的具有一定色、香、味、形,既有较高营养价值,又可防病治病、保健强身、延年益寿的特殊膳食。药膳是中国传统医学知识与烹调经验相结合的产物,也是我国中医文化的重要组成部分。

近年来,随着科学技术的发展和人民生活水平的提高,人们出于对自身健康的关注,饮食观也由"温饱型"向"享受型"甚至"养生保健型"发展,药膳正好顺应了这一潮流,逐渐成为人们日常保健的重要选项,甚至形成热潮。药膳热的形成是人们不断追求高质量美好生活的必然结果,也将进一步推动中华民族药膳文化和产业的创新、推广和发展。积极推广和普及药膳,对于维护人民健康具有重要的现实意义。但是基于中医理论的药膳运用,必需严格遵循中医理论和配伍技巧,方可达到滋补健身、防病祛疾效果,否则可能带来不良后果。因此,药膳运用必须辨证施膳,需要一定的专业知识指导,确保选材得当、配伍合理和食品安全等。

所谓"应体药膳",即针对人的不同体质状况进行合理施膳。个体体质的不同,表现为生理状态下对外界刺激的反应和适应上存在某些差异,在药膳食疗应用方面注意并针对这些差异,既是中医文化的传承,更是现代创新与发展。人的体质不仅取决于先天因素和父母遗传,后天环境如生活地域、性别、年龄等因素也影响体质状况。人的体质是一个动态过程,良好的生活环境,合理的饮食,稳定的心理情绪,可以增强体质,促进身心健康,反之则会使体质衰弱,甚至导致疾病。改善和调节后天体质形成条件,可以弥补先天禀赋不足。《黄帝内经》是中医体质学说理论的渊薮,其中如《黄帝内经·

灵枢·阴阳二十五人》中,结合人的肤色、体形、禀性、态度以及对自然界变化适应能力等方面,归纳出金、木、水、火、土五种不同体质类型;《黄帝内经·灵枢·通天》将人分为太阴、少阴、太阳、少阳、阴阳和平等五种类型。东汉著名医学家张仲景以人体正气盛衰、脏腑属性为前提,寓体质学说于辨证论治中。清代名医叶天士临证非常注意患者的体质类型,并认为根据体质类型确立治疗大法是提高临床疗效的重要途径,强调了治法须顾及体质等。以上种种均为应体药膳养生提供了重要理论根据。

本书是以北京中医药大学王琦教授团队所提出的"九种体质"学说为基础,着重在养生食疗应用方面,进行大胆实践与探索。本书也是"重庆英才计划——中药大健康团队""三应"(应时、应体、应地)药膳的组成部分之一。就九种体质中除一种平和体质外的其他八种特异体质,针对性地为每种体质开发了3款不同的药膳。书中主要就作者团队所推广的24款应体药膳的组方原理、原料、加工方法、药膳所针对体质、食用注意事项等进行介绍,其中,有来自典籍的经典方,也有作者团队自行设计、反复验证的配方。与本团队《应时药膳》有所不同的是"应体药膳"24款在趣味性、可视性方面增加了故事情节、进行剧情设计和演绎,在公众号上有视频可参考,便于学习者记忆和掌握,可作为关注药膳、研究药膳、学习药膳和药膳开发人士的推荐选择参考读物之一。

由于作者水平所限,谬误之处恳请读者和同行专家批评指正。

**重庆英才计划——中药大健康团队/杨勇　王勇德**
2021年10月于重庆

# 目 录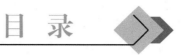

# 1 ▶ 痰湿体质

痰湿体质在诸体质中占有相当大比例,并且与肥胖症、高脂血症、高血压、糖尿病、睡眠呼吸暂停低通气综合征、多囊卵巢综合征等疾病都具有密切的相关性。

本章就普通痰湿体质者、痰湿体质之偏痰盛者、痰湿体质之偏湿盛者进行施膳。

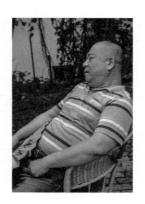

普通痰湿体质者

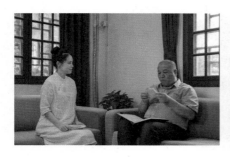

痰湿体质之偏痰盛者

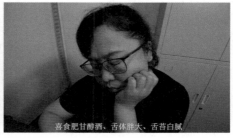

喜食肥甘醇酒、舌体胖大、舌苔白腻

痰湿体质之偏湿盛者

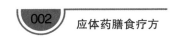

## 1.1　痰湿体质概念

痰湿体质多由气血津液运化失司导致痰湿凝聚,以黏滞、重浊为主要特征的一种体质状态。

## 1.2　痰湿体质形成原因

(1)先天禀赋和遗传:先天禀赋与遗传在体质的形成和发展过程中起着重要的作用,若父母体内素有痰湿,其子女形成痰湿体质的概率也将会大大提升,痰湿易与之俱生,从而表现为痰湿体质。正如《泰定养生主论》所说的:"父母俱有痰(疾),我禀此(疾),则与生俱来也。"

(2)饮食起居:后天饮食起居在痰湿体质的形成中亦有很大作用,过食膏粱厚味,损伤脾胃,以致湿聚生痰,或平素饮食不节,恣食肥甘厚腻,湿浊内生困脾阳,脾之运化功能受阻,津液不化,导致痰饮生成,终致痰湿体质。

(3)地域因素:地域因素在痰湿体质的形成中也有很大作用,不同的地域,地势有高下,气候有寒热湿燥,水土性质各异。比如重庆西南地区,雨量大,气候温暖潮湿,外界湿气过重,侵入人体,使得体内湿聚成痰,进而易形成痰湿体质。

(4)工作性质:中医认为"久坐伤脾",从事脑力劳动者,工作性质易久坐久卧,运动量小,容易导致脾虚而生痰湿,再者,从事脑力劳动者也容易思虑过度,《黄帝内经》载有"久思伤脾",这也是其脾虚生痰湿的另一重要因素。从事体力劳动者则正好相反。因此,脑力劳动者,痰湿体质者相对较多,体力劳动者,痰湿体质则相对较少。

## 1.3　痰湿体质特征

（1）形体特征：体形肥胖，腹部肥满松软。

（2）常见表现：懒动、嗜睡、身重如裹，喜食肥甘甜黏，面部皮肤油脂较多，多汗且黏，胸闷，痰多，面色淡黄而暗，或者皮肤松弛而白，眼胞微浮，容易困倦，或咳嗽、气喘促、胸闷、头眩晕，心悸、恶心呃逆，平素舌体胖大齿痕重，口淡乏味或黏腻或甜，口中和，或者口干不欲饮水，身重不爽，大便多黏滞偏溏，小便多偏黄或微混或不利，舌苔白厚腻滑，脉濡滑。

（3）心理特征：慢性子，性格偏温和、稳重、恭谦、豁达、多善于忍耐。

（4）发病倾向：易患糖尿病、肥胖症、高脂血症、高血压、睡眠呼吸暂停低通气综合征、冠心病、脑中风、哮喘病（如慢性支气管炎）等，男性易患前列腺炎及肥大等症证，女性则易兼患不孕症（如多囊卵巢综合征）等病证。

（5）对外界环境适应能力：对梅雨季节及湿重环境或暑热气候适应能力差。

## 1.4　痰湿体质调理原则

脾胃是后天之本，主运化水湿，食物和水进入人体后，都会经过脾胃的运化，变成津液等精微物质运布到全身。如果食物和水不能被正常地运化吸收，就变成了"水湿"，所以吃进体内的食物和水能否转化为人体所需的精微物质，关键在于脾胃的功能是否强健。中医认为"湿聚为水，积水成饮，饮凝成痰"，水湿积聚过多就会变成饮，饮聚集久了，慢慢就会变化成痰，形成痰湿体质，所以，痰湿体质调理的原则是健脾祛湿化痰。

## 1.5　痰湿体质调理方法

（1）环境调适：不宜居住在过于潮湿的环境中，尤其是在阴雨季节，雨水过多，易造成湿气甚重，因此在这一季节里更要注意湿邪的侵袭。

（2）饮食调适：饮食以清淡和易消化为主，在过于潮湿的地区（如重庆），亦可配合辛辣温燥之品加强除湿之力，少吃生冷、肥甘、油腻的食品，平时可多吃一些具有健脾利湿、化痰祛湿功效的食物，如白萝卜、洋葱、白扁豆、薏苡仁、赤小豆、怀山药等。

（3）体育锻炼：中医认为"久坐伤脾"，痰湿体质多不爱运动，喜久坐久卧，导致脾虚生痰湿，因此应该长期坚持体育锻炼，如可选择散步、慢跑、游泳、武术、八段锦、五禽戏及各种舞蹈等，且活动量应逐渐增强，让脏腑功能尤其是脾脏功能逐渐增强，自能除湿去痰。

（4）药膳调理：药膳是中国传统的医学知识与烹调经验相结合的产物。它"寓医于食"，既将药物作为食物，又将食物赋以药用，药借食力，食助药威，二者相辅相成，相得益彰；既具有较高的营养价值，又可防病治病、保健强身、延年益寿。

## 1.6　痰湿体质的分类及相应的调理药膳

根据以上痰湿体质的概念、形成原因、特征、结合调理原则和调理方法的不同，把痰湿体质分为以下三种：普通痰湿体质、痰湿体质偏痰盛者、痰湿体质之偏湿盛者。

## 1.6.1 普通痰湿体质者药膳——化痰祛湿粥

【主要表现】

懒动、嗜睡、身重如裹,喜食肥甘甜黏,面部皮肤油脂较多,多汗且黏,胸闷,痰多,面色淡黄而暗,或者皮肤松弛而白,眼胞微浮,容易困倦,平素舌体胖大齿痕重,口中和,或者口干不欲饮水,身重不爽,口淡乏味或黏腻或甜,大便多黏滞偏溏,小便多偏黄或微混或不利,舌苔白厚腻滑,脉濡滑。

根据普通痰湿体质的特点,推荐药膳——化痰祛湿粥。

【药膳食材】

党参 5 g、苍术 6 g、白术 6 g、炙甘草 2 g、荷叶 3 g、茯苓 6 g、陈皮 3 g、鸡内金 3 g、赤小豆 5 g、薏苡仁 10 g、瘦猪肉 50 g、大米 50 g,此方为一人一天的食用量。

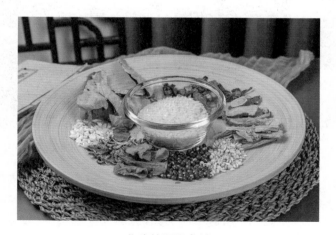

化痰祛湿粥食材

## 制作方法

（1）先将赤小豆、薏苡仁，淘洗干净，清水浸泡 1 h 以上。

（2）将党参、苍术、白术、茯苓、炙甘草、荷叶、陈皮、鸡内金洗净，少量清水浸泡 20 min。

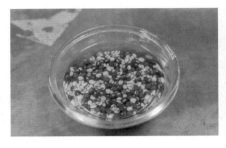

浸泡食材（1）　　　　　　浸泡食材（2）

（3）大米、瘦猪肉洗净，备用。

（4）先将党参、苍术、白术、炙甘草、荷叶、陈皮、鸡内金和浸泡的水一同放入砂锅中再加入 1500 mL 清水，大火煮开，转中火煮约 20 min，关火过滤药渣。

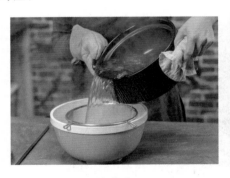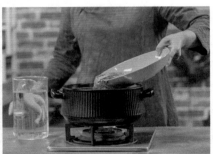

滤药渣　　　　　　　　上锅熬煮

（5）药汤静置一会儿后返回倒入砂锅中，加入浸泡后的赤小豆、薏苡仁，大火煮约 30 min 后加入大米熬煮，快煮熟后加入瘦猪肉、少许盐，熬至瘦猪肉熟透，即可食用。

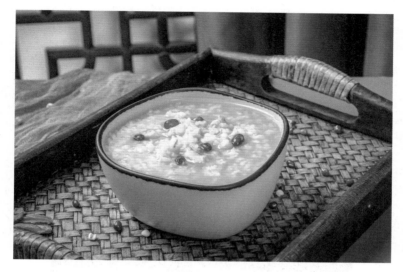

化痰祛湿粥

【药膳功效】

消脂减肥、益气健脾、祛疲劳、化痰除湿。

【药膳方义】

方中：苍术、白术、党参、炙甘草益气健脾，培补中焦，运化痰湿；荷叶、陈皮化痰消脂，芳香宽中，轻宣上焦；鸡内金散结消食化积；薏苡仁、赤小豆、茯苓化痰渗湿、淡渗利水。诸药合参可运行气血、通调三焦，消除体内多余的痰、瘀、水、湿，进而达到改善痰湿体质。痰湿体质者以体形肥胖为主要表现，该方通过调整痰湿体质对减轻体重、保健防病具有重要意义，痰湿体质者适宜长期食用。

## 1.6.2　痰湿体质之偏痰盛者药膳——理痰化湿吐司面包

【主要表现】

痰多，色白易咯，恶心呕吐，胸膈痞闷，肢体困重，或头眩心悸，痰饮郁塞胸膈,导致胸闷气短,或痰饮停于渍肺中导致气喘促、咳嗽,或痰饮停于心下导致心惊悸失眠,或者痰饮停于胃口导致胃腹胀满或恶心打嗝等,舌苔白滑或腻,脉滑。

根据痰湿体质中偏痰盛者的特点,推荐药膳——理痰化湿吐司面包。

**药膳食材**

薏苡仁 10 g、茯苓 8 g、陈皮 3 g、芡实 10 g、黑芝麻 8 g、炙甘草 3 g、高筋面粉 260 g、牛奶 140 g、鸡蛋 1 个、盐 3 g、酵母 5 g、白糖 20 g、椰子油 20 g。

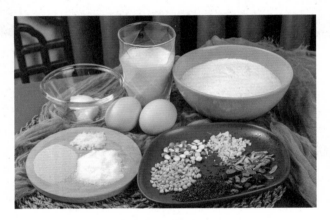

理痰化湿吐司面包食材

**制作方法**

(1)薏苡仁、茯苓、陈皮、芡实、黑芝麻、炙甘草打成粉。

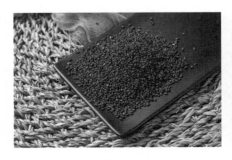

黑芝麻

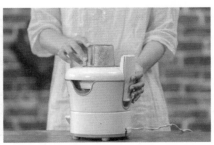

打粉

（2）将高筋面粉、药材粉、牛奶、鸡蛋、白糖加入厨师机容器内，启动厨师机，低速混合均匀，转4～5挡中速揉至光滑面团，能拉出厚膜状态。

（3）加入盐、酵母、椰子油，低速搅拌至完全吸收，转4～5挡中速，揉面10 min左右，揉至面团能拉出透明薄膜状态。

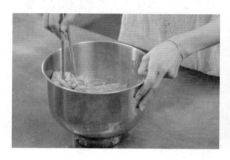 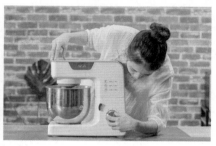

和面　　　　　　　　　　　　　选挡

（4）手上摸油，取出面团，均匀分成三份，每份180 g左右，盖上保鲜膜醒10 min。

（5）压扁后，从中间往两头擀，擀成均匀的牛舌状，翻面、从上往下卷起来，盖上保鲜膜，同样擀完其他两份面团。

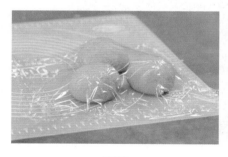 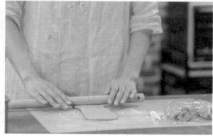

醒面　　　　　　　　　　　　　擀面

（6）收口朝上，再压扁，擀成长条，再从上往下回卷。收口朝下放入吐司盒。

（7）盖上吐司盒盖，放在温暖的地方发酵，发至八九分满即可。

（8）180 ℃预热烤箱，吐司表面刷一层蛋液，盖上吐司盒盖，放入烤箱中，下层180 ℃烤35 min左右（可根据自家烤箱情况，调整时间温度）。

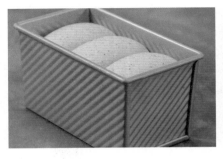
发酵

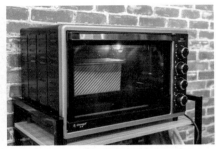
烤制

（9）烘烤结束后，倒出吐司面包，放在晾网上放凉。

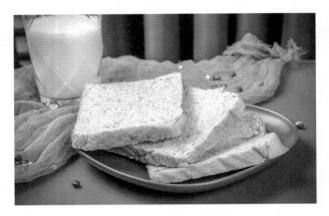
理痰化湿吐司面包

〖药膳功效〗

健脾燥湿化痰，理气和中敛肾。

〖药膳方义〗

方中：茯苓、薏苡仁有健脾渗湿之功，健脾以杜绝生痰之源，渗湿淡渗以利小便以助化痰之力；芡实可收敛冲气，更能收敛肾气，而增加肾的闭藏之力；黑芝麻能助芡实补肾，肾主水，又主闭藏，肾闭藏功能强大，能闭藏肾水，则水饮自然不上泛而成痰饮；陈皮有行气之力，并且可以抵消芡实、黑芝麻滞腻；炙甘草为佐使，能健脾和中，调和诸药。诸药合用成方，尤其适合痰湿体质中偏痰盛体质者。

### 1.6.3 痰湿体质之偏湿盛者药膳——健脾化湿丸

【主要表现】

体形肥胖,腹部肥满,胸闷,容易困倦,身重不爽,喜食饮肥甘醇酒,舌体胖大,舌苔白腻,多因寒湿侵袭、饮食不节,先天禀赋、年老久病、缺乏运动而发病,舌苔白厚腻滑,脉濡。

根据痰湿体质中偏湿盛者的特点,推荐药膳——健脾化湿丸。

【药膳食材】

苍术 20 g、山药 30 g、茯苓 16 g、陈皮 6 g、炙甘草 6 g、大枣 2 枚、生姜 2 片、蜂蜜 80 g。

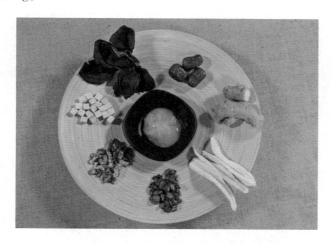

**健脾化湿丸食材**

【制作方法】

(1)将苍术、山药、茯苓、炙甘草、陈皮、大枣、生姜倒入平底不粘锅小火炒至香气出来,倒出备用。

（2）将所有药材打成粉，越细越好。

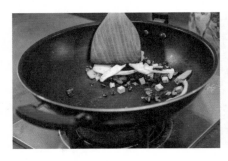

炒制

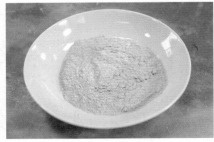

成粉

（3）将蜂蜜加入平底不粘锅中，小火加热至蜂蜜起小泡后快速倒入药材粉，不停翻动至粉全部吸收进蜂蜜滋润的状态。

（4）揉成面团（看粉状态，能抱团就可以，不要太湿），搓成长条，团成丸子，大约 10 g 一颗。

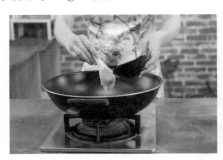

加蜂蜜

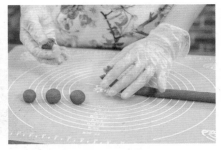

制丸

（5）放凉后用保鲜膜或锡箔纸包好，可以保存 1 个月。

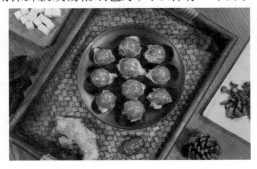

健脾化湿丸

**药膳功效**

健脾燥湿。

**药膳方义**

方中:以苍术为君药,以其辛香苦温,入中焦能燥湿健脾,使湿去则脾运有权,脾健则湿邪得化;湿邪阻碍气机,且气行则湿化,故方中臣以陈皮,陈皮芳化苦燥,长于行气除满,且可化湿。茯苓与苍术相伍,行气以除湿,燥湿以运脾,使滞气得行,湿浊得去;使以甘草,调和诸药,且能益气健脾和中;兼大枣补脾益气以助甘草培土制水之功,姜、枣相合尚能调和脾胃。诸药同用,共奏健脾燥湿之功,适宜于痰湿体质之偏湿盛者。

# 2 ▷ 气虚体质

　　气虚体质是目前为止学界研究比较多，也是最受人关注的体质之一。

　　中医理论认为气为无形之物，《黄帝内经》曰："阳化气，阴成形"，具体则表现为各脏腑的功能，与有形的"血"对立而统一，互为矛盾。气虚体质人群养生或者临床治疗以补气养气为总则。

　　本章就气虚体质之肺气虚者、气虚体质之脾胃气虚者、气虚体质之心气虚者进行施膳。

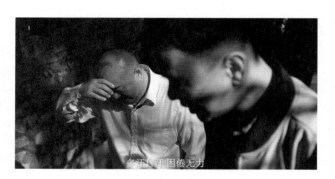

气虚体质之肺气虚者

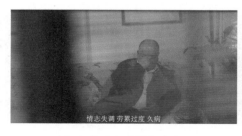

气虚体质之脾胃气虚者

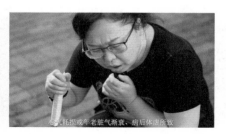

气虚体质之心气虚者

## 2.1 气虚体质概念

气虚体质是指因各种病因导致人体脏腑功能(气)失调,气的化生不足时,易出现相关气虚的症状表现,如语声低微,形体消瘦或偏胖,面色苍白,气短懒言,精神不振,体倦乏力,常自汗出,动则尤甚,舌淡红,舌边有齿痕,苔白,脉虚弱。因各种病因而发病,又因不同类型的气虚而并见不同的症状,如易患感冒、气虚眩晕、内脏下垂,平素抵抗力弱,或妇女分娩后易患产后虚羸,病后康复缓慢。

## 2.2 气虚体质形成原因

气虚体质多因先天禀赋不足、长期饮食失调、情志失调、久病、长期劳累而形成,因心主血脉,肺主一身之气,肾藏元气,脾胃为"气生化之源",气虚体质易导致推动血液运行作用减退,体内气的化生不足,机体防御外邪、护卫肌表、维护内脏位置功能减退等病证发生。从病发原因、症状和脉象来对照现代医学,气虚同现代医学概念"亚健康"极为相似。亚健康的根本原因是阴阳气血不足,五脏功能低下,也与元气不足、气虚相符。

## 2.3 气虚体质特征

(1)形体特征:形体消瘦或偏胖,肌肉松软,面色苍白。

(2)常见表现:气短懒言,体倦乏力,常自汗出,动则尤甚,舌淡红,舌边有齿痕,苔白,脉虚弱。

(3)心理特征:性格内向,胆小,不喜冒险。

(4)发病倾向:易患感冒、气虚眩晕、内脏下垂、平素抵抗力弱、病后康复

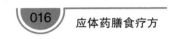 

缓慢。

（5）对外界环境适应能力：不耐受风、寒、暑、湿邪。

## 2.4    气虚体质调理原则

气虚体质调理当以补气养气为总则，还应针对具体不同的气虚类型，分别选用相应的补气药膳方。中医认为"气为血之帅，血为气之母，气血同源"，因此，在补气的同时，应适当加用补血之药。针对气虚的不同性质，适当调整对症方药，药膳食疗干预在中医理论指导用药组方的同时也兼顾口感、味道以及适口性等食品科学知识的综合应用。

## 2.5    气虚体质调理方法

（1）环境调摄：提倡劳逸结合，不宜过于劳作，以免损伤正气。平时应避免汗出受风。居室环境应采用明亮的暖色调。

（2）饮食调摄：宜选用性平偏温、健脾益气的食物，如大米、小米、南瓜、胡萝卜、山药、大枣、香菇、莲子、白扁豆、黄豆、豆腐、鸡肉、鸡蛋、鹌鹑（蛋）、牛肉等。尽量少吃或不吃空心菜、槟榔、生萝卜等耗气的食物。不宜多食生冷苦寒、辛辣燥热的食物。

（3）运动调摄：宜选择比较柔和的传统健身项目，如八段锦、太极拳等。

（4）情绪心理调节：宜保持稳定乐观的心态，不可过度劳神、思虑过多。

## 2.6    气虚体质的分类及相应的调理药膳

药膳是中国传统的医学知识与烹调经验相结合的产物，它"寓医于食"，既将药物作为食物，又将食物赋以药用，药借食力，食助药威，二者相辅相成,相得益彰;既具有较高的营养价值,又可防病治病、保健强身、延年益寿。气虚体质者根据其具体脏腑的气虚情况可以分为肺气虚、脾胃气虚、心气虚、肾气虚等。由于肺主气,为气之本,脾胃又为气血生化之源,因此气虚体质中,尤以肺气虚及脾胃气虚者居多,所以我们的药膳方针对肺气虚和脾胃气虚者为主。

## 2.6.1　气虚体质之肺气虚者药膳——参芪蒸鸡

【主要表现】

肺主气,司呼吸,外合皮毛,通调水道。肺气虚,则其主宣降、司呼吸、调节水液代谢、抵御外邪的作用就会减弱。肺气虚者易现短气自汗,声音低怯,咳嗽气喘,胸闷,易于感冒,甚至水肿,小便不利,舌质淡、舌苔白、脉虚弱。

根据气虚体质之肺气虚者的特点,推荐药膳——参芪蒸鸡。

【药膳食材】

党参 12 g、黄芪 18 g、五味子 12 g、茯苓 12 g、川贝母 12 g、母鸡 1 只(净重约 3 斤)。

配料:枸杞 5 g、生姜、小葱、料酒、盐、糖、鸡精。

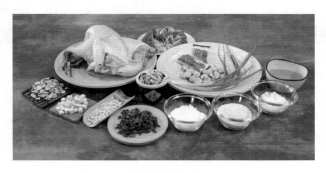

参芪蒸鸡食材

**制作方法**

（1）将整只鸡洗净，晾干。

（2）生姜拍碎，小葱3～5根，料酒2勺，盐2勺，白糖2勺，鸡精1勺，用手抓匀。

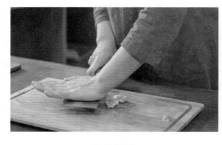

生姜拍碎　　　　　　　　　　　抓匀辅料

（3）拌好的调料涂抹鸡的全身，剩下的小葱、姜末与党参、黄芪、五味子、茯苓、川贝母一同塞入鸡肚子（注意：鸡肚子内只塞一半的主料），外面在鸡的周围再放上剩下的主料，腌制1 h左右。

（4）上锅蒸前撒上枸杞。上锅中火隔水蒸1.5～2 h。

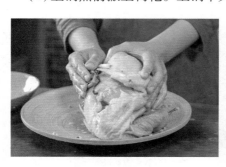
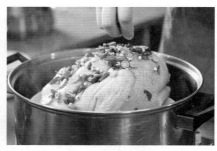

腌制　　　　　　　　　　　　　上锅蒸制

（5）最后用西兰花围边即可。

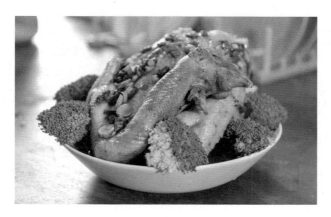

参芪蒸鸡

【药膳功效】

补肺益气，止咳平喘。

【药膳方义】

方中：党参、黄芪益气补肺；五味子收敛肺气。诸药配伍，有补肺益气，止咳平喘的功效，且兼具预防感冒的功效，气虚体质之肺气虚者尤宜服用。

## 2.6.2　气虚体质之脾胃气虚者药膳——四君子排骨汤

【主要表现】

饮食减少，食后胃脘不适，大便溏薄，面色萎黄，舌淡苔白，脉缓弱，当以健脾益气为调理原则。

根据气虚体质之脾胃气虚者的特点，推荐药膳——四君子排骨汤。

【药膳食材】

党参 12 g、白术 12 g、茯苓 12 g、炙甘草 6 g、生姜 20 g，排骨 500 g。

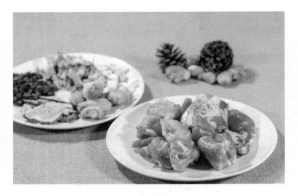

四君子排骨汤食材

**制作方法**

（1）将党参、白术、茯苓、炙甘草洗去浮尘，略泡。排骨清洗后，用清水浸泡 20 min，泡出血水。

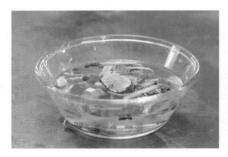

浸包食材（1）

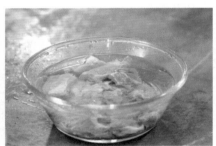

浸包食材（2）

（2）锅中加入清水，放入排骨、几片姜片，大火烧开，撇去浮沫，将排骨捞出用清水洗干净。

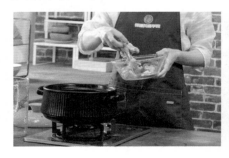

放入排骨

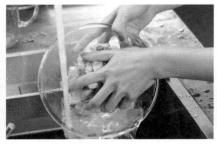

清洗排骨

（3）锅中加入 1.5 L 左右清水，烧开，放入所有食材，水再次烧开后，转小火慢炖 1 h 左右，出锅前根据口味加适量盐调味即可。

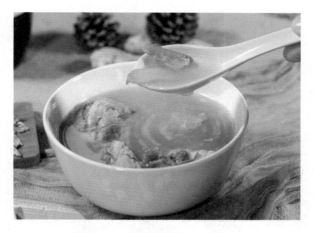

四君子排骨汤

**药膳功效**

益气健脾。

**药膳方义**

方中：党参为君，甘温益气，健脾养胃；臣以苦温之白术，健脾燥湿，加强益气助运之力；佐以甘淡之茯苓，健脾渗湿，苓术相配，则健脾祛湿之功益著；使以炙甘草，益气和中，调和诸药。四药配伍，共奏益气健脾之功，气虚体质之脾胃气虚者尤宜服用。

## 2.6.3 气虚体质之心气虚者药膳——养心膏

**主要表现**

心气虚主要由发汗、泻下太过，或劳心过度、心气耗损，或年老脏气日衰或病后体虚所致。表现为心悸，气短（活动时加剧），自汗，胸闷不舒或痛，面

色苍白,体倦乏力,舌质淡,舌体胖嫩,苔白,脉虚等。

根据气虚体质之心气虚者的特点,推荐药膳——养心膏。

### 药膳食材

黄芪 8 g、茯苓 8 g、当归 3 g、川芎 3 g、远志 3 g、肉桂 3 g、柏子仁 5 g、酸枣仁 5 g、北五味子 3 g、党参 6 g、炙甘草 6 g。

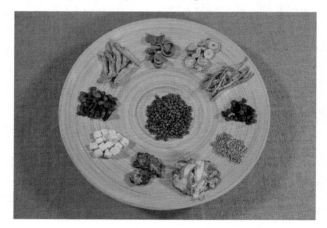

养心膏食材

### 制作方法

（1）药材清洗干净、浸泡 3 h。

（2）将药材捞出,放入砂锅中,加水漫过药材 10 cm,大火烧开,转小火再熬 30 min,倒出药汁备用。

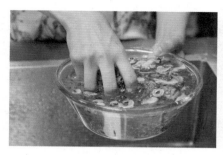

清洗药材

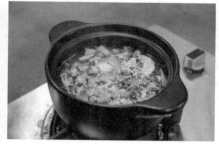

熬制

（3）重复第2步的方法再熬制2次。

（4）把3次熬好的药汁混合在一起并滤去药渣后，大火收汁，期间要不停顺时针搅拌，浓缩到约700 mL，加入蜂蜜，慢火熬至浓稠拉丝即可。

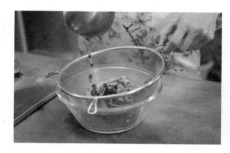

滤药汁

加入蜂蜜慢火熬制

（5）每天2~3次，每次一勺，兑温水服用。

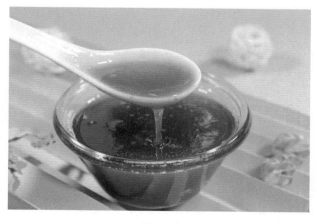

养心膏

## 药膳功效

补益气血、养心安神。

## 药膳方义

方中：党参、黄芪以补心气，川芎、当归以养心血，茯苓、远志、柏子仁、酸枣仁、北五味以宁心安神，更用肉桂辛散以制酸收，甘草调和诸药，共成益气补血、养心安神之功。

# 3 湿热体质

　　湿热体质是以湿热内蕴为主要特征的体质状态,湿邪和热邪之邪相互夹杂、互相作用影响人体的气血阴阳五脏六腑等,形成了湿热体质。

　　本章就湿热体质之偏湿重者、湿热体质之偏热重者、湿热体质之湿热并重者进行施膳。

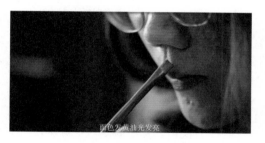

**湿热体质之偏湿重者**

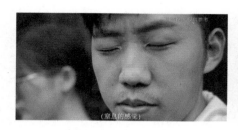

**湿热体质之偏热重者**

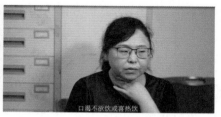

**湿热体质之湿热并重者**

## 3.1　湿热体质概念

湿热体质顾名思义是湿邪夹杂热邪、湿热交加而形成的体质类型。所谓湿，即通常所说的水湿，有外湿和内湿之分，外湿是由于气候潮湿或涉水淋雨或居室潮湿，使外来水湿入侵人体而引起；内湿是一种病理产物，常与消化功能有关。中医认为脾有"运化水湿"的功能，若体虚消化不良或暴饮暴食，吃过多油腻、甜食，脾不能正常运化而使"水湿内滞"；同时，脾虚者也易招来外湿的入侵，外湿亦常困阻脾胃使湿从内生，可见外湿与内湿是既独立又关联的。所谓热，则是一种热象，湿郁化热，或因阳热体质而使湿从阳化热，因此，湿与热同时存在很常见。

## 3.2　湿热体质形成原因

（1）先天禀赋和遗传因素：人的先天禀赋不同导致了后天个体的体质差异，《灵枢》认为，人之始生"以母为基，以父为楯""人之生也，有刚有柔，有弱有强，有短有长，有阴有阳"。《类经》认为"夫禀赋为胎元之本，精气之受于父母者是也"，这说明父母的体质情况及特征影响着其后代先天禀赋的厚薄强弱，从而影响其体质的形成，所以父母双方或者一方为湿热体质者，其后代也同样容易形成湿热体质。

（2）年龄性别因素：随着生长、发育、衰老，体质也会因不同的生命过程而表现出相应的变化规律。青少年之时，人体阳气充盛，气血充足，该年龄阶段人的阳气充沛（如天之太阳普照），地上面自无湿气，湿气无，则热邪亦无所依，因此这个年龄阶段不易形成湿热体质。中年之时，血气虽旺，但人体阳气亦开始减弱，《黄帝内经》载有"女子五七，阳明脉衰，面始焦，发始堕""男子五八，肾气衰，发堕齿槁"，因此中年阶段，人体先天阳气开始衰弱，加之运动较少,生活压力较大,思虑较多,湿邪即易内生。老年之时,血气既衰,五脏功能日益衰退,形体亏损,宿疾交加等,老年人阳气极衰,寒气内生,所以寒湿重者偏多,女人易阴血不足,男人易阳气耗损。只因男女在形态结构、生理功能、物质代谢以及遗传等方面的差异形成了男女不同的体质特征。

(3)气候地理环境因素:气候地理环境对人体体质影响很大,同一地域的人,因生活环境相同,从而使其体质具有群类趋同性。同样,不同的环境因素对人体体质的形成也产生明显的影响,也是形成地域人群间体质差异、证候特点的重要因素。《黄帝内经》就载有"故东方之域,天地之所始生也……,故其民皆黑色疏理。其病皆为痈疡,其治宜砭石。故砭石者,亦从东方来。西方者,金玉之域……,其民华食而脂肥,故邪不能伤其形体,其病生于内,其治宜毒药。故毒药者亦从西方来。……中央者,其地平以湿……,故其病多痿厥寒热。其治宜导引按蹻,故导引按蹻者,亦从中央出也",充分说明不同气候地域的人其体质不同,相应的治疗养生原则亦有变化。总体而言,我国南方地区气候较北方湿热,如西南地区的重庆,属亚热带季风性湿润气候,年平均降水量较丰富,属高湿区,进入夏季,温度又较高,为中国著名的"火炉"之一,高湿与高温之热气夹杂,即成典型的湿热气候,这种多热多湿的气候特点是该地区人群易形成湿热体质最重要的外部因素。

(4)生活与作息因素:生活方式的健康与否,可直接影响人体脏腑的功能。人体脏腑中,脾主运化水湿,所以脾之功能运化失常,则体内易生湿邪,湿邪郁积,则能化热,而成为湿热体质,中医认为"久坐伤脾",运动过少,久坐久卧者,脾功能易致失常而生湿热,《黄帝内经》载有"饮食自倍,肠胃乃伤",所以暴饮暴食、喜甘甜、嗜烟酒、长期过食肥甘厚腻等饮食习惯,皆易酿生湿热,生活作息不规律,熬夜甚至日夜颠倒,导致人体节律混乱,脾气受损,而形成湿热体质。

(5)情志心理因素:伴随着社会竞争日益激烈,人们普遍压力较大,青少年面临升学压力,中青年面临就业、成家立业、孩子上学、赡养老人等压力,而老年则面临着医疗、养老及收入来源减少等压力,使人们常常处于压抑、焦虑状态中,《黄帝内经》载有"其志为思""思伤脾""思则气结"。张景岳认为"苦思难释则伤脾"。可知,过度的思虑,情志不畅,易致脾胃气机升降失司,脾之功能受损,湿气内生,湿郁久化热,形成湿热体质。另外,情绪暴躁激动易怒,多兼肝火肝阳过盛,肝主木,脾主土,肝过盛则能克制脾土,导致脾胃功能失调,湿热内生而形成湿热体质。

## 3.3　湿热体质特征

(1)形体特征:面垢油光、多有痤疮粉刺,形体多偏胖。

(2)常见表现:身热不甚,迁延缠绵,微恶风寒,汗少而黏,头重如裹,肢体酸重疼痛;或兼见胸膈闷胀,脘痞泛恶,口中黏腻,大便稀溏,面色淡黄;肢体沉重,或发热多在午后明显,并不因出汗而减轻;常感口干口苦,眼睛红赤,心烦懈怠,身重困倦,小便赤短,大便燥结或黏滞,男性多有阴囊潮湿,女性常有带下增多。病时上述征象加重;舌质偏红苔黄腻或者厚腻;脉多见滑数或濡。

(3)心理特征:性情急躁、思虑较多、容易发怒。

(4)发病倾向:痤疮、湿疹、银屑病、汗疱疹,湿癣、脂溢性皮炎、酒糟鼻、痛疮和疖肿等,细菌性痢疾、胃炎、肠炎、各种类型的病毒性肝炎、关节炎、肾盂肾炎、肾小球肾炎、尿道炎、小儿夏季热等,总体而言胃肠疾病、肝胆疾病、肾病、皮肤病等大多与湿热有关而出现湿热的临床表现,具有一定的体质特征。此外,许多男科病(如前列腺炎等)、妇科病(如急慢性盆腔炎、阴道炎等)皆与湿热有关。

(5)对外界环境适应能力:不能耐受湿热环境。

## 3.4　湿热体质调理原则

湿热体质调理的关键,在于分清是偏湿重还是偏热重,偏湿重者以宣畅气机、清利湿热、健脾运湿为主;偏热重者则以清热解毒利水、化湿醒脾开窍为主。

## 3.5 湿热体质调理方法

(1)环境调摄:不宜居住在过于潮湿的环境中,起居环境宜通风、干燥,不宜过热。

(2)饮食调摄:饮食以清淡和易消化为主,不宜暴饮暴食、酗酒,少吃肥腻食品、甜品,以保持良好的消化功能,避免水湿内停或湿从外入。

(3)体育锻炼:中医认为"久坐伤脾",湿热体质多不爱运动,喜久坐久卧,导致脾虚生湿,湿郁化热,因此应该长期坚持体育锻炼,可选择散步、慢跑、球类、游泳、武术、八段锦、五禽戏及各种舞蹈等,且活动量应逐渐增强,让脏腑功能尤其是脾脏功能逐渐增强,自能除湿热。

(4)情绪心理调节:少思少虑,少怒少郁,不过于计较小的得失,乐于助人,扶助弱小,尽量保持乐观豁达的心境。

(5)药膳调理:药膳是中国传统的医学知识与烹调经验相结合的产物。它"寓医于食",既将药物作为食物,又将食物赋以药用,药借食力,食助药威,二者相辅相成,相得益彰;既具有较高的营养价值,又可防病治病、保健强身、延年益寿。

## 3.6 湿热体质的分类及相应的调理药膳

根据以上湿热体质的概念、形成原因、特征,结合调理原则和调理方法的不同把湿热体质分为以下三种:湿热体质偏湿重者、湿热体质偏热重者、湿热体质之湿热并重者。

## 3.6.1　湿热体质之偏湿重者药膳——三仁粥

### 主要表现

全身酸困不适,口黏、脘腹胀闷、身热不甚,迁延缠绵,汗少而黏,头重如裹,肢体酸重疼痛,或兼见胸膈闷胀、脘痞泛恶、面色淡黄、肢体沉重、食欲不振、大便溏薄不爽等现象,舌苔厚腻,脉濡软。

根据湿热体质之偏湿重者的特点,推荐药膳——三仁粥。

### 药膳食材

杏仁 6 g、白蔻仁 6 g、薏苡仁 15 g、茯苓 8 g、淡竹叶 3 g、陈皮 4 g、赤小豆 15 g、小米 70 g。

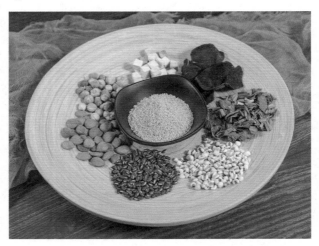

三仁粥食材

### 制作方法

(1)杏仁、薏苡仁、茯苓、赤小豆,清水洗净。再清水浸泡 2 h 以上。

（2）白蔻仁、淡竹叶、陈皮，清水洗去浮尘。再清水浸泡 15～20 min。

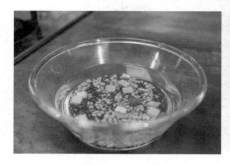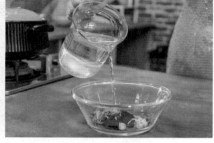

洗净并浸泡食材（1）　　　　洗净并浸泡食材（2）

（3）小米清水洗净，备用。

（4）白蔻仁、淡竹叶、陈皮和浸泡后的水一同放入砂锅中，再加入 1500 mL清水，大火煮开，转中火煎煮 20 min，关火过滤药渣。

（5）将滤去药渣的药汤再次倒入砂锅中，加入浸泡后的杏仁、薏苡仁、茯苓、赤小豆。

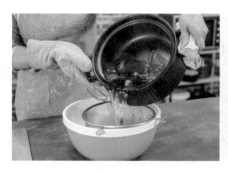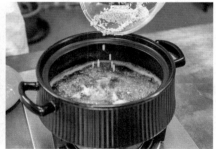

过滤药渣　　　　　　　　　熬煮

（6）大火煮约 30 min 后加入小米熬成粥。

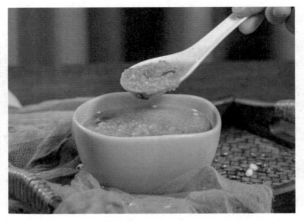

三仁粥

〖 药膳功效 〗

宣畅气机,清利湿热。

〖 药膳方义 〗

方中:杏仁宣利上焦肺气,气行则湿化;白蔻仁芳香化湿,行气宽中,畅中焦之脾气;薏苡仁甘淡性寒,渗湿利水而健脾,使湿热从下焦而去。三仁合用,三焦分消,是为君药。茯苓、竹叶甘寒淡渗,加强君药利湿清热之功,是为臣药。陈皮行气化湿,散结除满,是为佐药。该方宣畅气机,利湿化湿清热功效较强,湿热体质之偏湿重者尤宜服用。

## 3.6.2　湿热体质之偏热重者药膳——银花绿豆饮

〖 主要表现 〗

面垢油光、多有痤疮粉刺,发热多在午后明显,并不因出汗而减轻;常感口干口苦,眼睛红赤,心烦懈怠,身重困倦,小便赤短,大便燥结或黏滞,男性多有阴囊潮湿等男科症状,女性常有带下增多等妇科症状,烦躁易怒;膀胱湿热见尿频、尿急,涩少而痛,色黄浊;大肠湿热见腹痛腹泻,甚至里急后重,泻下脓血便,肛门灼热、口渴;舌质偏红苔黄腻;脉多见滑数。

根据湿热体质之偏热重者的特点,推荐药膳——银花绿豆饮。

**药膳食材**

金银花 8 g、绿豆 10 g、蒲公英 6 g、茯苓 8 g、薏苡仁 15 g、赤小豆 15 g、陈皮 3 g、栀子 3 g、藿香 6 g。

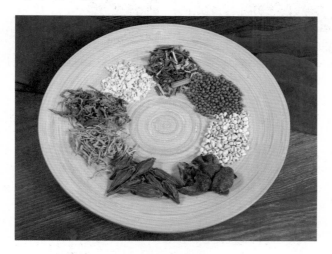

银花绿豆饮食材

**制作方法**

(1)食材略泡,洗去浮沉。

(2)将锅中加入 1.5 L 水,待水沸后,放入绿豆、赤小豆,煮 10 min。

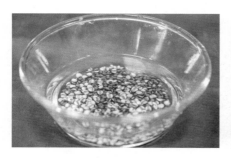

浸泡食材

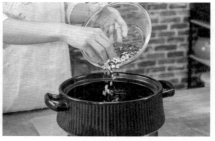

加入食材

（3）加入剩余食材，转中小火，煮 30 min 左右。

（4）关火，过滤。

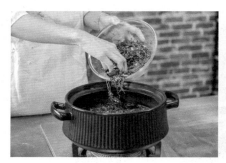

中小火熬煮　　　　　　　　　过滤

（5）趁热饮用。

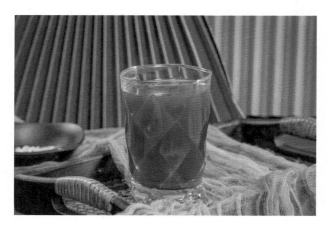

银花绿豆饮

【药膳功效】

清热解毒利水、化湿醒脾开窍。

【药膳方义】

方中：金银花清热解毒，绿豆具清热解毒、消暑、利水、增强食欲的功效，蒲公英能清热解毒、利尿通淋，使得湿热从小便而去，三者共为君药。茯苓、薏苡仁、赤小豆可健脾养胃、利水渗湿，栀子清利三焦之热，陈皮行气化滞，共为臣药。湿热郁久,可蒙闭清窍,其人多头重神昏,故又用藿香化湿醒脾,辟秽和中开窍,以为佐药。该方清热解毒利水、化湿醒脾开窍,湿热体质之偏热重者尤宜服用。

### 3.6.3 湿热体质之湿热并重者药膳——冬瓜薏仁汤

**主要表现**

神疲乏力,头重身困,胸闷脘痞,恶心呕吐,胃纳呆,口渴不欲饮或喜热饮,发热汗出不解,小便短黄,大便溏而黏滞不爽,舌质红,舌苔黄腻,脉滑数。

根据湿热体质之湿热并重者的特点,推荐药膳——冬瓜薏仁汤。

**药膳食材**

冬瓜 300 g、薏仁 50 g、陈皮 2 g、瘦猪肉 150 g、苦荬 5~8 颗。

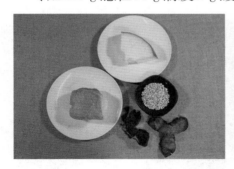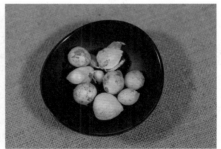

冬瓜薏仁汤食材

**制作方法**

(1)薏仁淘洗干净,清水浸泡 30 min。

(2)冬瓜洗净带皮切块,苦荬洗净压扁,生姜洗净切片。

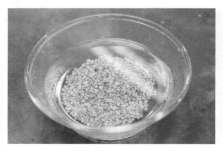

浸泡食材

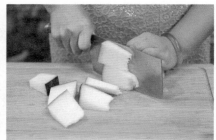

冬瓜切块

（3）瘦猪肉洗净切片，加入少许盐、淀粉，拌匀。

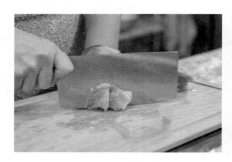

猪肉切片

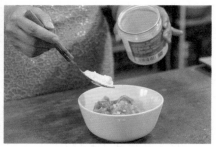

加淀粉

（4）锅中加入2000 mL清水，同时放入浸泡后的薏仁，盖上锅盖，大火一直煮，煮至大分部分薏仁处于开花状态（约30 min）。

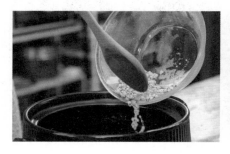

加薏仁

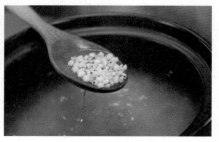

煮至薏仁开花

（5）加入冬瓜、生姜、陈皮、苦荬大火煮开后，放入瘦猪肉，继续大火煮开，转小火煮1.5 h。

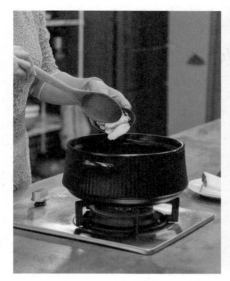
加冬瓜等食材

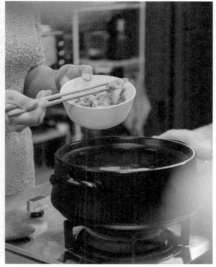
加入瘦猪肉

（6）加入盐、少量味精调味，即可食用。

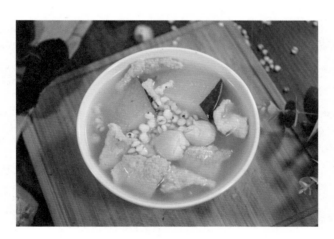
冬瓜薏仁汤

【药膳功效】

利尿祛湿、健脾补肺。

## 药膳方义

　　方中:冬瓜有清热之功,兼利尿的功效;薏仁可健脾养胃,利水渗湿;陈皮可行气化湿,散结除满;猪肉性偏寒,具有利尿渗湿之功。诸味共用,不但能清热除湿,且营养美味,适宜于湿热体质之湿热并重者。

# 4 阴虚体质

由于各种原因导致体内阴液不足，阳相对偏盛而形成的阴虚生内热的体质状况，即《黄帝内经》所载的"阴虚生内热"体质。

本章就阴虚体质之肝阴虚者、阴虚体质之肺胃阴虚者、阴虚体质之肾阴虚者进行施膳。

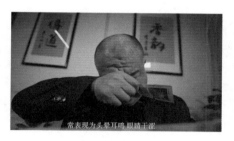

阴虚体质之肝阴虚者

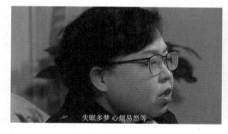

阴虚体质之肺胃阴虚者

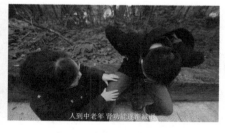

阴虚体质之肾阴虚者

## 4.1　阴虚体质概念

　　阴虚体质是指脏腑阴阳功能失调，导致体内阴液不足，阳相对偏盛而形成的阴虚生内热的证候，即《黄帝内经》所载的"阴虚生内热"。阴虚体质常表现为形体消瘦、两颧潮红、手足心热、潮热盗汗、心烦易怒、失眠多梦、口干口渴、头发及皮肤干枯，舌干红、少苔，甚至光滑无苔，脉多细数，多因燥热之邪外侵、过食温燥之品、忧思过度或久病之后而发。

## 4.2　阴虚体质形成原因

　　（1）先天禀赋和遗传因素：阴虚体质的先天禀赋和遗传因素与父母的体质情况、所处环境、饮食、情绪等息息相关，如父母一方或双方为阴虚体质，或父亲素好吸烟喝酒，或母亲怀孕时好食辛辣烟酒、情绪常暴躁狂怒，或父母所处环境干燥热盛等，其后代均易形成阴虚体质。

　　（2）年龄性别因素：随着生长、发育、衰老，体质也会因不同的生命过程而表现出相应的变化规律。《黄帝内经》载有"肾为阴中之至阴，肾主水"，说明肾为人体阴之本，因此肾气的盛衰直接反映了人体阴气之盛衰，故《黄帝内经》载有"女子七岁。肾气盛，齿更发长；二七而天癸至，任脉通，太冲脉盛，月事以时下，故有子……男子八岁，肾气实，发长齿更；二八，肾气盛，天癸至，精气溢泻，阴阳和，故能有子"，说明青年阶段肾气始盛，阴气亦盛，所以进入生长发育、新陈代谢加速期。随着年龄增长，《黄帝内经》又载有"年四十而阴气自半，起居衰矣""（女子）七七，任脉虚，太冲脉衰少，天癸竭，地道不通，故形坏而无子也；（男子）七八，肝气衰，筋不能动，天癸竭，精少，肾脏衰，形体皆极"，充分说明中老年阶段，人体阴气渐衰，新陈代谢减慢，易形成阴虚体质。

（3）气候地理环境因素：不同的环境因素对在此环境下长期生活的人的体质形成具有明显影响。中医认为，天主阳，地主阴，《黄帝内经》载有"天不足西北，地不满东南"。在我国，西北之地，阳气不足，阴气有余；东南之地，阳气有余，阴气不足。相应的，生活在不同地方的人的体质也会受到相应的影响。

（4）生活与作息因素：生活方式的得当与否，也可直接影响人体脏腑的功能，从而导致阴阳的偏盛偏衰。昼主阳，夜主阴，如果其人常年熬夜少睡，就容易伤阴；血属阴，《黄帝内经》载有"久视伤血"，现在人手机不离手，电脑电视不离眼，所以造成久视过度，从而易导致伤血伤阴；辛辣、油炸、大鱼、大肉等食物，皆属燥热之品，燥热皆能伤阴，所以常吃此类食品之人，亦容易成阴虚体质。

（5）情志心理因素：中医认为，五脏各有其情，如怒为肝之情，肝又主藏血，血属阴，过怒即可伤阴，《黄帝内经》载有"暴怒伤阴"。再者，过思可伤脾伤心，过思可致脾阴受损，心血不足，从而导致心悸怔忡、健忘失眠、盗汗等阴虚症状。中医经典名方"归脾汤"正是为这种情志因素造成的心脾气血两虚之证而设。

## 4.3　阴虚体质特征

（1）形体特征：形体消瘦，两颧潮红，头发皮肤干枯等。

（2）常见表现：口燥咽干、手足心热、潮热盗汗、心烦易怒、口干、舌干红、少苔，甚至光滑无苔。除上述表现外，同时并见各脏的相应病变而见不同症状。

（3）心理特征：心烦易怒，不易安静，缺少耐心。

（4）发病倾向：失眠、便秘、糖尿病、干燥综合征、视力衰退、咽炎、各种胃病、甲亢、结核病、肺炎、早泄、月经病等。

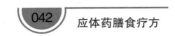

（5）对外界环境适应能力：耐冬不耐夏，不耐受暑、热、燥邪。

## 4.4 阴虚体质调理原则

阴虚体质的调理原则，当以滋阴清热为主，还需根据具体不同的脏腑阴虚情况进行针对性的调理。如：胃阴虚者，以滋胃阴补津液为主；肺阴虚者，以滋肺阴润燥为主；肾阴虚者，以滋肾阴填肾精为主；肝阴虚者，以滋养肝阴，平肝熄风为主。

## 4.5 阴虚体质调理方法

（1）环境调摄：不宜居住在过于干燥干热的环境中。

（2）饮食调摄：饮食以清淡为主，不宜酗酒、抽烟等，当少吃辛辣油炸食品，多吃蔬菜水果等含津液丰富的食品。

（3）作息调摄：不宜过度的看手机、电视、电脑等，不宜熬夜，应尽量保持充足睡眠。

（4）情绪心理调节：少思少虑，少怒少郁，不过于计较小的得失，乐于助人，扶助弱小，尽量保持乐观豁达的心境。

（5）药膳调理：药膳是中国传统的医学知识与烹调经验相结合的产物。它"寓医于食"，既将药物作为食物，又将食物赋以药用，药借食力，食助药威，二者相辅相成，相得益彰；既具有较高的营养价值，又可防病治病、保健强身、延年益寿。

## 4.6 阴虚体质的分类及相应的调理药膳

阴虚体质是个大概念，中医认为五脏皆属阴，胃又为津液之府，因此五脏和胃均可能有阴虚情况。实际生活中,其阴虚情况不但包括单一的脏腑阴虚,又多见两个或多个脏腑同时阴虚的情况,因此,我们针对最常见的单一脏腑的阴虚体质和脏腑同时阴虚体质情况,即"肝阴虚体质""肺胃阴虚体质""肾阴虚体质"者,推出相应的对症调理药膳。

## 4.6.1　阴虚体质之肝阴虚者药膳——柏子枸杞炖猪肝

### ▌主要表现▐

头晕耳鸣、眼睛干涩、视力减退、面部烘热或颧红、口燥咽干、五心烦热、潮热盗汗、胁肋隐隐灼痛等。

根据阴虚体质之肝阴虚者的特点,推荐一道药膳——柏子枸杞炖猪肝。

### ▌药膳食材▐

主料:柏子仁 12 g、枸杞 10 g、玄参 8 g、猪肝 300 g。

辅料:葱、姜片、菜籽油、盐、酱油、白糖、料酒、淀粉。

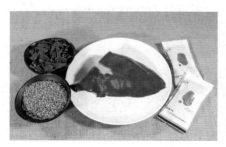

柏子枸杞炖猪肝主料

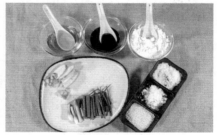

柏子枸杞炖猪肝辅料

### ▌制作方法▐

(1)猪肝洗净。

(2)柏子仁 、枸杞、玄参、猪肝,一同放入锅中,加入适量清水。

(3)煮 1 h 后,捞出猪肝,切成小片,备用。

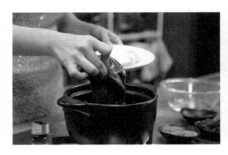

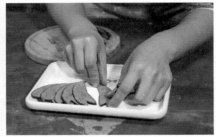

猪肝等放入锅中　　　　　　　　　　　猪肝切片摆盘

（4）锅内加入菜籽油烧热，放入葱段、姜片，翻炒爆香，起锅倒在猪肝片上。

（5）锅内倒入适量原汤，加入酱油、白糖、料酒、淀粉，收汁，汤汁均匀浇在猪肝上即可。

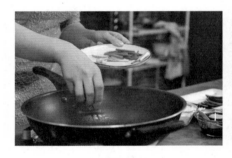

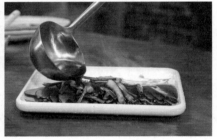

加辅料收汁　　　　　　　　　　　浇汤汁

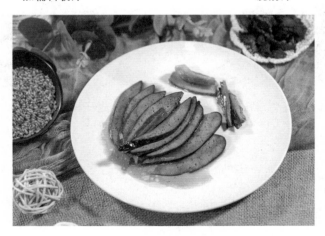

柏子枸杞炖猪肝

【药膳功效】

　　清热明目,养血润燥。

【药膳方义】

　　此方由柏子仁、枸杞、玄参、猪肝组成。其中:玄参性凉,有清热明目之功;柏子仁能补五脏,尤善涵养肝木;枸杞味甘,性微凉,具明目、退虚热之功。配合猪肝采用以肝补肝的脏器疗法,尤其适于阴虚体质之肝阴虚者食用。

## 4.6.2 阴虚体质之肺胃阴虚者药膳——沙参麦冬丸子汤

【主要表现】

　　津液亏损,咽干口渴,干咳痰少而黏,或发热,脉细数,舌红少苔者。

　　根据阴虚体质之肺胃阴虚者的特点,推荐药膳——沙参麦冬丸子汤。

【药膳食材】

　　主料:北沙参 8 g、玉竹 6 g、生甘草 2 g、桑叶 3 g、麦冬 6 g、猪肉 250 g。

　　辅料:盐、鸡精、生抽、淀粉、料酒、姜末、鸡蛋。

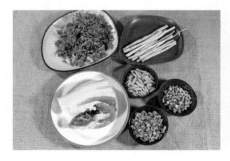
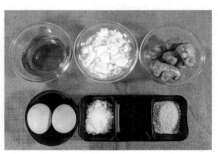

沙参麦冬丸子汤主料　　　　　　　沙参麦冬丸子汤辅料

**制作方法**

（1）北沙参、玉竹、生甘草、麦冬洗去浮尘,北沙参掰成小段,一同用300 mL 清水浸泡。

（2）桑叶洗去浮尘,加入500 mL 清水煎煮,中火煎煮至15 min 后,关火,滤渣,留汤。

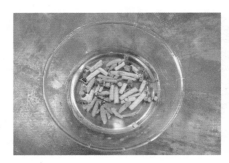
浸泡

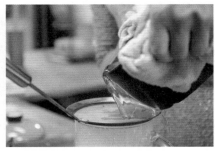
滤渣

（3）选用半肥半瘦的猪肉,剁碎成肉末,放入盐、鸡精、生抽、料酒、淀粉、姜末,再打入一个鸡蛋,搅拌均匀,待用。

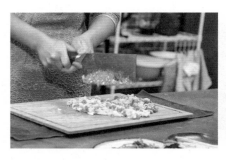
剁肉馅

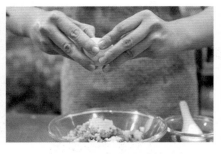
拌肉馅

（4）煎煮桑叶的开水和前几味药材浸泡后的水一同倒入锅中,大火烧开,转中火煎煮15 min。

（5）下丸子时,开成小火。再大火煮熟,丸子漂浮在汤面,加上一点盐即可出锅。

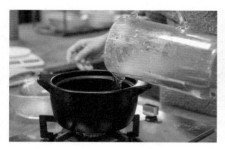

加桑叶水

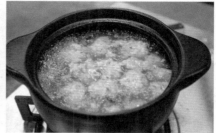

大火煮

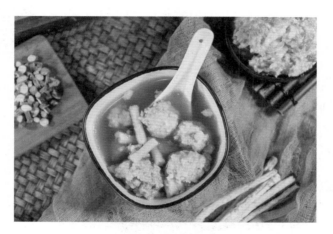

沙参麦冬丸子汤

## 药膳功效

甘寒生津,清养肺胃。

## 药膳方义

方中:沙参、麦冬清养肺胃,玉竹生津解渴,生甘草益气培中、甘缓和胃,以生甘草能生津止渴,配以桑叶,轻宣燥热,合而成方,有清养肺胃、生津润燥之功。

### 4.6.3　阴虚体质之肾阴虚者药膳——山药枸杞莲子羹

🔲 **主要表现** 🔲

头晕耳鸣、腰膝酸痛、失眠多梦、潮热盗汗、五心烦热、咽干颧红、齿松发脱、形体消瘦、小便短黄或大便干结、舌红少津、脉细数，男子兼见阳强易举、遗精、早泄，女子经少或经闭、崩漏等。

根据阴虚体质之肾阴虚者的特点，推荐药膳——山药枸杞莲子羹。

🔲 **药膳食材** 🔲

山药 20 g、莲子 15 g、枸杞 15 g、银耳 1 朵、冰糖适量。

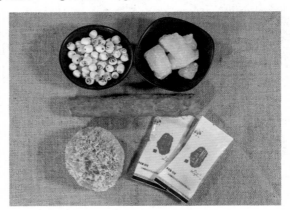

**山药枸杞莲子羹食材**

🔲 **制作方法** 🔲

（1）银耳用清水洗净，泡发，备用。

（2）新鲜山药削皮切块，备用。

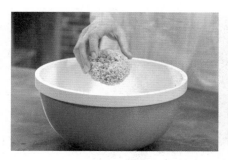

洗净泡发银耳

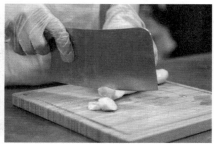

山药切块

（3）泡发好的银耳去掉蒂头，撕成小块，放入锅中，加入莲子、冰糖，倒入适量水煮开，转小火煮 30 min。

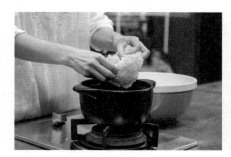

加银耳

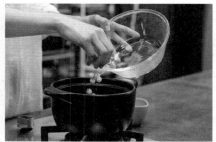

加莲子

（4）待银耳煮软后，加入山药继续煮 30 min，起锅前 5 min 加入枸杞。

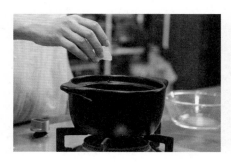

加冰糖

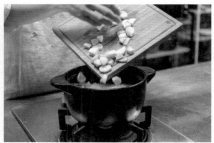

加山药块

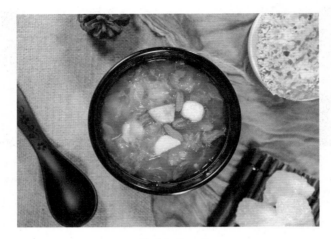

山药枸杞莲子羹

**药膳功效**

健脾益气、滋补肾阴。

**药膳方义**

方中:山药可补肾阴填肾精,莲子可固摄肾气,枸杞、银耳滋阴补肾,针对阴虚体质之肾阴虚者尤为适宜。

# 5 ▶ 阳虚体质

由于各种原因导致体内阳气不足,阴相对偏盛而形成的阳虚生寒的体质状况,即《黄帝内经》所载的"阳虚生外寒,阴盛生内寒"体质。

本章就阳虚体质之肾阳虚者、阳虚体质之心肺阳虚者、阳虚体质之脾胃阳虚者进行施膳。

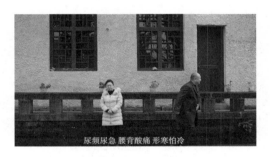

尿频尿急 腰背酸痛 形寒怕冷

**阳虚体质之肾阳虚者**

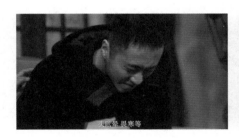

头眩晕 畏寒等

**阳虚体质之心肺阳虚者**

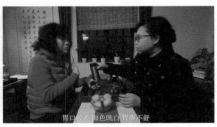

胃口较差 面色晄白 胃脘不舒

**阳虚体质之脾胃阳虚者**

## 5.1 阳虚体质概念

阳虚体质是当人体脏腑功能失调时出现的体内阳气不足、阳虚生里寒的表现。常表现为面色苍白,体倦嗜卧,畏寒肢冷,完谷不化,全身无力或有肢体浮肿,大便溏稀或腹泻,小便频数,舌淡胖嫩边有齿痕,苔淡白,脉沉微迟缓无力。多因先天禀赋不足、寒湿之邪外侵或过食寒凉之品、房事不节或久病之后而发。

## 5.2 阳虚体质形成原因

阳虚体质发病多因先天禀赋不足、寒湿之邪外侵、过食寒凉之品、情绪过极、久病不愈、房事不节等引起脏腑功能损伤,"阳消阴长",阴寒之气偏盛而生里寒,表现体内阳气不足,机体失去温煦、推动、蒸腾与气化等作用减退,甚者出现水液停留的证候。

(1)先天禀赋和遗传因素:阳虚体质的先天禀赋和遗传因素与父母的体质情况等息息相关,如父母双方或一方为阳虚体质,或父亲素好冷饮,或母亲怀孕时过食寒凉,其后代均易形成阳虚体质。

(2)年龄性别因素:随着生长、发育、衰老,体质也会因不同的生命过程而表现出相应的变化规律。《黄帝内经》载有"女子四七(28岁),筋骨坚,发长极,身体盛壮;五七(35岁),阳明脉衰,面始焦,发始堕;六七(42岁),三阳脉衰于上,面皆焦,发始白。男子四八(32岁),筋骨隆盛,肌肉满壮;五八(40岁),肾气衰,发堕齿槁;六八(48岁),阳气衰竭于上,面焦,发鬓斑白"。说明人之青少年时阳气较盛,进入生长发育、新陈代谢加速期,表现为齿更发长,皮肤细嫩紧致,精力充沛;而到一定年龄,阳气开始衰退,表现为面部开始衰老,皱纹增多,头发开始脱落和变白。本质是因阳气逐渐衰退所致。

（3）气候地理环境因素：不同的环境因素对在此环境下长期生活的人体体质的形成具明显影响。中医认为，天主阳，地主阴，如《黄帝内经》载有"阳气者，若天与日，失其所，则折寿而不彰"，是把阳气比喻为天和太阳；《黄帝内经》载有"天不足西北，地不满东南"，即阳气多少和地域相关，在我国西北之地，离赤道较远，日照时间短，所以阳气不足，阴气有余；东南之地，离赤道较近，光照时间相对长，则阳气有余，阴气不足。相应的，生活在不同地方人的体质及阳气的多少也会受到相应的影响。

（4）生活作息方式因素：生活方式的得当与否，也可直接影响人体脏腑的功能，从而导致阴阳的偏盛偏衰。比如：过食冷饮凉食、瓜果等，可伤害脾胃之阳气，而导致各种脾胃阳虚等胃系疾病；或者天冷而衣薄，外受寒邪，内饮寒饮，能伤害人肺胃之阳气，从而导致咳喘等肺系疾病。如：《难经》中载有"形寒饮冷则伤肺"，《黄帝内经》也载有"其寒饮食入胃，从肺脉上至于肺，则肺寒，肺寒则外内合，邪因而客之，则为肺咳"。又如房事过度，导致肾精过泄，其肾阳亦泄而不藏，也易导致肾阳虚类的男（妇）科疾病等。

（5）情志心理因素：中医认为，五脏各有其情，如喜为心之情，心主火，为阳中之太阳。《黄帝内经》中亦载有"暴喜伤阳"，即过度的喜悦，也可以伤害人之阳气。

## 5.3　阳虚体质特征

（1）形体特征：畏寒肢冷，面色苍白。

（2）常见表现：手足冰凉，畏寒体痛，面色青白，精神萎靡，气息微弱，体倦嗜卧，尿频尿急，或有肢体浮肿等，舌淡胖嫩边有齿痕，苔淡白，脉沉微无力，除上述表现外，同时并见各脏的相应病变而见不同症状。

（3）心理特征：性格多沉静、内向。

（4）发病倾向：易患痰饮、肿胀、泄泻、脾胃病、肺系疾病、心脏诸病、男

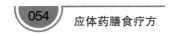

（妇）科病等，感邪易从寒化等。

（5）对外界环境适应能力：耐夏不耐冬，易感风、寒、湿邪。

## 5.4　阳虚体质调理原则

阳虚体质的调理原则，当以温阳祛寒为主，还需根据具体不同的脏腑阴虚情况进行针对性的调理。如：心阳虚者，当温补心阳；脾阳虚者，当温中健脾；肾阳虚者，当温补肾阳等。

## 5.5　阳虚体质调理方法

（1）环境调摄：不宜居住在过于阴湿寒冷的环境中。

（2）饮食调摄：饮食以温热为主，不宜饮食寒凉、少食瓜果等。

（3）作息调摄：当按时睡眠，不应黑白颠倒，晚上熬夜，白天睡觉，最伤阳气。《黄帝内经》载有"春夏养阳"，所以春夏之时，勿厌天热，适当出汗，勿过吹空调，从而伤及阳气，并根据天气冷热情况适当加减衣服，以免受寒而伤阳气。

（4）情绪心理调节：使精神愉悦，胸怀开畅，在具体行为上，不要滥兴杀伐，多施与，少敛夺，多奖励，少惩罚，以保持阳气的升发和充沛。

（5）药膳调理：药膳是中国传统的医学知识与烹调经验相结合的产物。它"寓医于食"，既将药物作为食物，又将食物赋以药用，药借食力，食助药威，二者相辅相成，相得益彰；既具有较高的营养价值，又可防病治病、保健强身、延年益寿。

## 5.6　阳虚体质的分类及相应的调理药膳

阳虚体质是个大概念，五脏六腑皆有阴阳，因此皆有阳虚情况，如"心阳虚""脾阳虚"等,但是实际生活中,其阳虚情况不但包括单一的脏腑阳虚,又多见两个或者多个脏腑同时阳虚的情况,如"脾胃阳虚"等,因此,我们针对最常见阳虚体质情况,即"肾阳虚体质""心肺阳虚体质""脾胃阳虚体质"者,推出相应的对症调理药膳。

## 5.6.1　阳虚体质之肾阳虚者药膳——肾阳汤

**主要表现**

尿频尿急,腰背酸痛,形寒肢冷,手脚冰凉,下利清谷或五更泻泄,遗精,阳痿,舌淡苔白,脉沉迟细弱无力。

根据阳虚体质之肾阳虚者的特点,推荐药膳——肾阳汤。

**药膳食材**

益智仁10 g、莲子6 g、芡实10 g、菟丝子12 g、补骨脂10 g、淫羊藿6 g、羊肉1 kg、羊骨头几根、香菜、大葱、生姜、枸杞、胡椒粉。

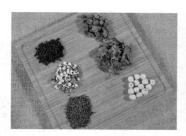
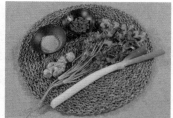
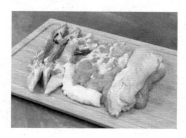

肾阳汤食材

### 制作方法

（1）羊肉和骨头用清水清洗 2 遍,洗干净表面的血水,再用冷水浸泡 2 h 以上,泡出血水去除异味,中途换一次水,泡到肉和骨头颜色发白即可。

（2）补骨脂、菟丝子、淫羊藿等 6 味药材按比例用纱布包成药包。

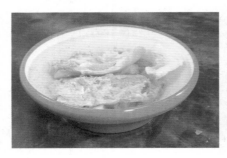

浸泡食材

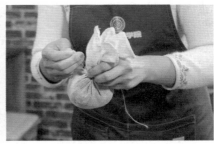

制药包

（3）泡好的羊排骨放入锅中,加够清水,大火煮开,血沫慢慢渗出,不停地翻搅,撇去血沫和杂质。

（4）大约 15 min 后,血沫撇干净时,放入药包和生姜片,继续大火熬煮,撇去浮沫,不要加盖,若中途水位下降很快,可往锅里加入沸水,大约 1 h 后,筷子能插进羊肉里轻松取出就可捞出羊肉、料包、姜片。

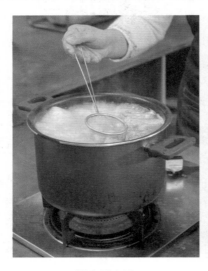

撇杂质血沫

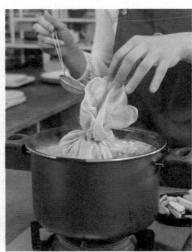

加药包熬煮

（5）羊肉放凉切成片。

（6）用另一个小锅,锅烧热,加入两勺羊汤、切好的羊肉,回锅调汤。

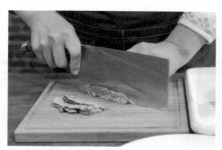
羊肉切片

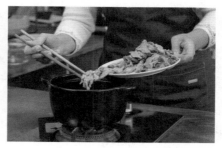
回锅调汤

（7）取一只碗,倒入回锅的羊肉汤,加入适量的枸杞、盐、胡椒粉、葱花、香菜,即可食用。

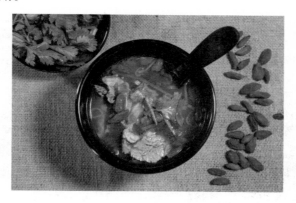
肾阳汤

**药膳功效**

温补肾阳。

**药膳方义**

方中:菟丝子、补骨脂、淫羊藿皆为大补肾阳之药,肾之功在闭藏,肾阳虚则闭藏不足;益智仁、莲子、芡实等药性皆主收敛,三药同用,大能闭藏前药所补之肾中阳气,使之收藏而不外散达到补而藏的目的。诸药共用,适宜于阳虚体质之肾阳虚者。

### 5.6.2　阳虚体质之心肺阳虚者药膳——正阳金鳝

🔲 **主要表现** 🔲

　　心肺阳虚,致脾湿不升,胃郁不降,导致饮食不能运化精微,变为痰饮之邪,停于胃口为满闷,溢于膈上为短气,渍满肺窍为喘促,滞腻咽喉为咳吐黏涎,或者表现为阴霾布满上焦,心肺之阳不能畅舒,转郁而化热,或阴气逼阳外出为身热,迫阳气上浮为耳聋等。

　　根据阳虚体质之心肺阳虚者的特点,推荐药膳——正阳金鳝。

🔲 **药膳食材** 🔲

　　白术8 g、干姜5 g、肉桂3 g、甘草3 g、茯苓6 g、白芍3 g、陈皮3 g、黄鳝250 g、面粉100 g、清水200 g、生姜20 g、蒜10 g、葱5 g、料酒15 g 香菜5 g、盐5 g。

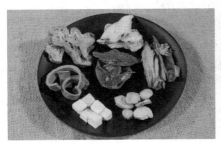
正阳金鳝食材(1)

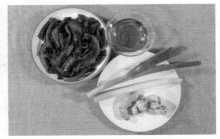
正阳金鳝食材(2)

🔲 **制作方法** 🔲

　　(1)新鲜黄鳝让商家杀好切段备用。

　　(2)药材打粉,葱姜蒜切成粒。

　　(3)将药材粉、面粉、水加入盆中,搅拌成糊状备用。

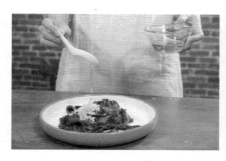

腌制黄鳝

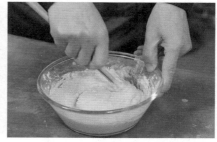

调制面糊

（4）鳝段中加入葱姜蒜、料酒、盐，拌匀，腌制。

（5）腌制好的鳝段放入面糊中，让每一块鳝段都裹满面糊。

（6）锅中倒油烧至6成热，把裹好面糊的鳝段一个一个放入锅里，炸至金黄。

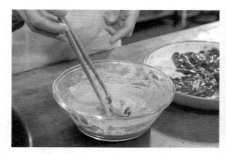

黄鳝段裹面糊

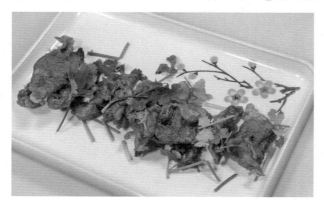

炸制黄鳝段

（7）捞出撒上香菜即可（也可以根据自己喜欢撒上葱花、花椒粉）。

正阳金鳝

### 药膳功效

补心肺阳，化痰理饮。

### 药膳方义

方中：用肉桂、干姜以助心肺之阳而宣通之，用白术、茯苓、甘草以理脾胃之湿而淡渗之；用陈皮可助白术、茯苓、甘草以利痰饮；用白芍取其苦平之性，可防热药之上窜，取其酸敛之性，可制虚火之浮游，又取其凉润之性，善滋肝胆之阴，可预防肝胆之热。诸药共用，能大补心肺之阳，理胸中之痰饮，对心肺阳虚引起的多种咳嗽、气喘、气短、痰多、胸闷、头眩晕等皆有较好的调理作用，能明显增强心肺之功能，适宜于阳虚体质之心肺阳虚者。

## 5.6.3　阳虚体质之脾胃阳虚者药膳——温胃白油肚条

### 主要表现

饮食稍多即吐，时作时止，胃口较差，面色㿠白，胃腹不舒，或胀或痛，喜温喜按，倦怠乏力，喜暖恶寒，四肢不温，口中和而喝水少，或者口干而不欲饮，大便溏薄，舌质淡，脉濡弱。

根据阳虚体质之脾胃阳虚者的特点，推荐药膳——温胃白油肚条。

### 药膳食材

党参 8 g、白术 8 g、炙甘草 8 g、猪肚半个、莴笋头 200 g、大蒜 25 g、干姜 8 g、大葱适量、淀粉 5 g。

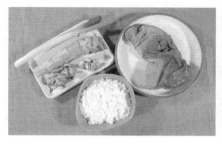
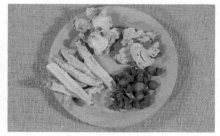

温胃白油肚条食材(1)　　　　　　温胃白油肚条食材(2)

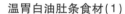 制作方法

（1）药材清洗干净,放入砂锅中加清水浸泡30 min备用。

（2）买回来的猪肚用清水冲洗掉表面污物,放入盆里,加入面粉、盐反复揉搓,直到猪肚上没有黏液,用清水冲洗干净,翻面用剪刀清理掉上面的肥油,再用料酒搓洗一遍。

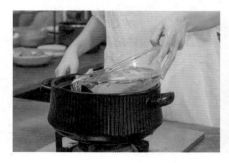
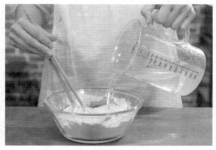

浸泡药材　　　　　　　　　　　　搓洗猪肚

（3）锅中煮水,加干姜,水开后,放入猪肚焯水,除味。

（4）捞出猪肚,放入浸泡药材的砂锅中,煮1 h左右,用筷子可以戳破即可。

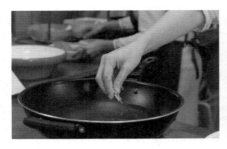

猪肚焯水

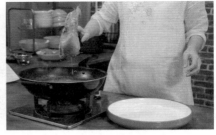

捞出猪肚

（5）猪肚切条，莴笋切条，蒜切片，姜切粒，大葱切段。

（6）锅中倒油，烧热后放葱姜蒜，炒出香味，加入猪肚条，炒至猪肚条微卷，放入莴笋，加入刚好没过食材的清水，盖上锅盖焖煮。

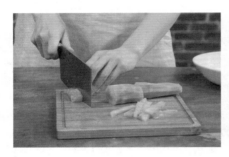

莴笋切条

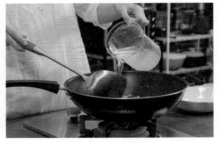

加水焖煮

（7）煮到莴笋开始变软，倒入少许水淀粉，翻炒，汤汁变稠，加入盐就可以出锅了。

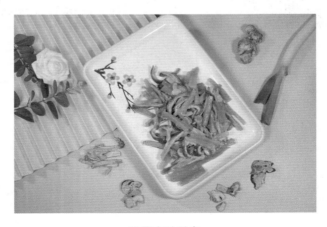

温胃白油肚条

### 药膳功效

温补脾胃。

### 药膳方义

方中:君以干姜温运中焦,祛散寒邪,恢复脾阳;臣以党参补气健脾,振奋脾胃功能;佐以白术健脾燥湿,以甘草调和诸药而兼补脾和中,合用具有温中祛寒、补益脾胃的作用,适宜于阳虚体质之脾胃阳虚者服用。

# 6 ▶ 血瘀体质

　　血瘀体质是指当人体为多种病因所致的脏腑功能失调而出现体内血液运行不畅或内出血不能消散而形成的瘀血内阻的体质。

　　本章就血瘀体质之宫寒血瘀者、血瘀体质之冲任血瘀者、血瘀体质之心血瘀滞者进行施膳。

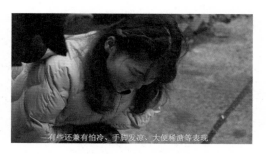

有些还兼有怕冷、手脚发凉、大便稀溏等表现

**血瘀体质之宫寒血瘀者**

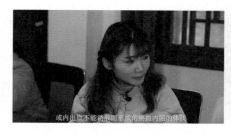

或内出血不能消散而形成的瘀血内阻的体质

**血瘀体质之冲任血瘀者**

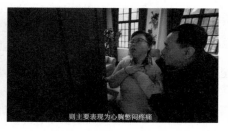

则主要表现为心胸憋闷疼痛

**血瘀体质之心血瘀滞者**

## 6.1 血瘀体质概念

血瘀体质是指当人体为多种病因所致的脏腑功能失调而出现体内血液运行不畅或内出血不能消散而形成的瘀血内阻的体质,常表现面色晦黯,皮肤粗糙呈褐色,色素沉着,或有紫斑、黄褐斑等,口唇黯淡,舌质青紫或有瘀点等,在症状上则可表现为头、胸、胁、少腹或四肢等处刺痛,或有出血倾向,或腹内有癥瘕积块,妇女则多兼痛经、经闭、崩漏等。多因七情不畅、寒冷侵袭、年老体虚、久病未愈等而发,常随瘀血阻滞脏腑经络部位不同而出现不同的症状。

## 6.2 血瘀体质形成原因

(1)先天禀赋和遗传因素:血瘀体质的形成与其先天禀赋和遗传因素息息相关,如父母双方或者一方素为血瘀体质,其子女的体质就可能会受到影响而成为先天之血瘀体质。

(2)外伤因素:身体因各种原因造成外伤可导致瘀血的形成,如碰伤、撞伤或手术后的伤口等。对于女性来说,流产、分娩或剖腹产手术等外伤,也易导致体内形成瘀血。

(3)年龄性别因素:随着生长、发育、衰老,体质也会因不同的生命过程而表现出相应的变化规律。青少年之时,人体阳气充盛,气血充足,此年龄段人的阳气充沛,血液运行顺畅;中年之时,血气虽旺,但人体阳气亦开始减弱;中老年阶段,人体先天阳气开始衰弱,阳气为血之帅,即为血之动力,阳气衰少,血的动力减弱,血液运行不利而容易成为血瘀体质。

(4)气候地理环境因素:气候地理环境对人体体质影响很大,同一地域的人,因生活环境相同,从而使其体质具有群类趋同性,而不同的环境因素对人体体质的形成也产生明显的影响,也是形成地域人群间体质差异、证候特点的重要因素。我国北方及西北地区,因纬度较高而气候较为寒冷,寒主收引,血得寒而凝结,可导致瘀血的形成。《黄帝内经》载有"厥气上逆,寒气积于胸中而不泻,不泻则温气去,寒独留,则血凝泣,凝则脉不通,其脉盛大以涩,故中寒",充分说明寒邪是导致瘀血形成的原因之一。

(5)生活与作息因素:生活方式的健康与否,可直接影响人体脏腑的功能,如长期饮食过于寒凉,平素喜吃冷饮水果等,易导致寒伤人之阳气,阳虚则生内寒,内寒盛则血凝结,从而成为血瘀体质。另外,运动过少,久坐久卧,也易致血液循环不畅而成血瘀体质。

(6)情志心理因素:随着社会竞争日益激烈,人们普遍压力较大,各种压力使人们常常处于压抑、焦虑甚至抑郁的状态中。《黄帝内经》载有"脾主思,在志为思,思则气结",气为血之帅,气结则血结,血结则血瘀,从而成为血瘀体质。再者,脾主统血,脾虚不能统血,造成各种出血情况,亦成为血瘀体质;心主血脉,思虑过多亦能伤心,心伤则血液循环不利而成血瘀体质。另外,情绪焦虑抑郁,其肝气多易郁结,肝气郁结,则肝血亦不行而为血瘀体质。

# 6.3 血瘀体质特征

(1)形体特征:面色晦黯,皮肤粗糙呈褐色,色素沉着,或有紫斑、黄褐斑等,口唇黯淡,舌质青紫或有瘀点。

(2)常见表现:在症状上可表现为头、胸、胁、少腹或四肢等处刺痛,或有出血倾向,或腹内有症瘕积块,妇女则多兼痛经、经闭、崩漏等。

(3)心理特征:性格焦虑抑郁,心情不悦易烦,急躁健忘。

(4)发病倾向:冠心病、各种关节炎、肿瘤、颈椎腰椎疾病、痛经、闭经、崩漏、不孕不育、子宫肌瘤、脑梗、心梗、多种皮肤病、焦虑抑郁、失眠健忘等。

（5）对外界环境适应能力：不耐受风邪、寒邪。

## 6.4　血瘀体质调理原则

血瘀体质的调理原则，当以活血化瘀为主，还需根据具体不同的病因致瘀情况进行针对性的调理。如因寒致瘀者，当温经化瘀；因气郁致瘀者，当行气化瘀；等等。

## 6.5　血瘀体质调理方法

（1）情绪调养：血瘀体质的人一定要注意调控自己的情绪，不要让自己每天都在苦闷、抑郁中度过，这样的坏情绪会让你的血瘀变得更加严重。血瘀体质者在精神调养上主要是要让自己变得愉快些，心情好则气血通畅，血瘀的情况就能得到改善。

（2）运动调养：血瘀体质的人在日常生活中要保证足够的睡眠，同时也要注意运动锻炼。在运动的选择上，要选择那些能促进气血运行的项目，比如散步、打太极、跳舞等，可以根据自己的喜好来选择运动项目。另外，也可以试试中医按摩，按摩可以帮助我们疏通经络、缓解疼痛，同时还可以增强体质，让身体气血运行更通畅。

（3）生活饮食调养：血瘀体质的人要多吃些能行气活血、疏肝解郁、散结功效的食物，比如山楂、李子、金橘、茄子、油菜、生姜、香菜、胡萝卜、玉米、紫菜、海带等，少吃寒凉水果等。

（4）环境调养：冬季气温降低时，或到高寒地区旅游或工作时，应该注意保暖，适时增减衣物，不使受寒邪侵扰而成血瘀体质。

（5）药膳调养：很多中药具有活血养血的功效，如常见的当归、地黄、川芎、丹参、地榆、五加皮等。

## 6.6　血瘀体质的分类及相应的调理药膳

血瘀体质是个大概念,人体各个组织皆有血液循环,因此都可能因各种病因导致血瘀产生,在临床中,许多血瘀相关的疾病是较为严重的,如中风、肿瘤等,而实际生活中,轻微血瘀的情况较为普遍,如宫寒导致的女性的痛经,血虚干枯导致的中老年人的黄褐斑、老年斑,胸闷、胸痛等有心血瘀类疾病征兆者等,因此,我们针对最常见的一些血瘀体质情况,即"宫寒血瘀体质""冲任血瘀体质""心血瘀滞体质"者,推出相应的对症调理药膳。

### 6.6.1　血瘀体质之宫寒血瘀者药膳——暖宫化瘀茶

🔲 **主要表现** 🔲

女性少腹瘀血积块,疼痛或不痛,或痛而无积块,或少腹胀满,或经期腰酸,痛经,少腹作胀,或月经一月见三五次,接连不断,断而又来,其色或紫或黑,或有瘀块,或崩漏兼少腹疼痛,或粉红兼白带者,或瘀血阻滞,久不受孕。另外,全身表现还可有小腹冷痛、得热痛减、怕冷、手足发凉、腰酸腰凉、性欲淡漠、大便稀溏、舌质黯淡、苔白、脉沉濡等。

根据血瘀体质之宫寒血瘀者的特点,推荐药膳——暖宫化瘀茶。

🔲 **药膳食材** 🔲

小茴香 3 g,干姜 3 g,当归 9 g,川芎 6 g,肉桂 3 g,赤芍 6 g,蒲黄 5 g,红糖少许。

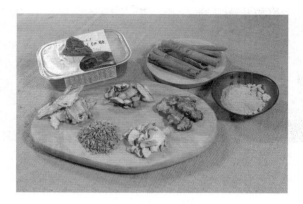

暖宫化瘀茶食材

## 制作方法

（1）将小茴香、干姜、当归、川芎、肉桂、赤芍，洗净、浸泡。

（2）锅中倒入以上几味药材连同浸泡后的水，再加入适量清水，总水量大约 1000 mL。

（3）大火煮沸后转小火熬煮 15 min，加入蒲黄、红糖。

（4）再煮 5 min，起锅，过滤残渣，即可盛出饮用。

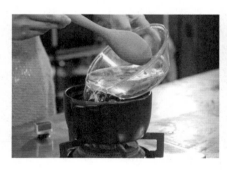

加水

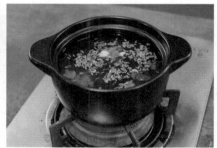

开火

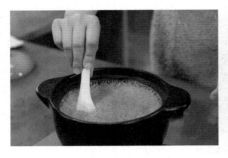
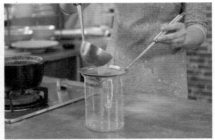

熬制　　　　　　　　　　　　过滤

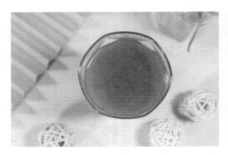
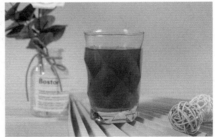

暖宫化瘀茶

### 药膳功效

　　活血祛瘀,温经止痛。

### 药膳方义

　　方中:用小茴香、肉桂、干姜味辛而性温热,入肝肾而归脾,理气活血,温通血脉;当归、赤芍入肝,行瘀活血;蒲黄、川芎入肝,活血理气,使气行则血活,气血活畅故能止痛,共成温逐少腹瘀血之剂。

## 6.6.2 血瘀体质之冲任血瘀者药膳——山楂红糖糕

### 主要表现

冲任属奇经八脉,冲为血之府,任为阴之海,女性月经之是否正常,女性月经至期不来,与冲任脉关系紧密,当用调理冲任之方。

根据血瘀体质之冲任血瘀者的特点,推荐药膳——山楂红糖糕 。

### 药膳食材

山楂 25 g、红糖 50 g、面粉 160 g、鸡蛋 1 个、酵母 4 g、温水(约 38 ℃)120 mL。

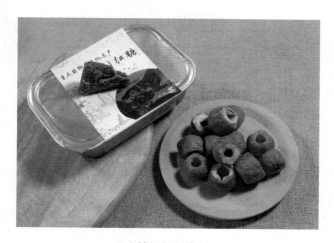

山楂红糖糕食材

### 制作方法

(1)将酵母、红糖加入 38 ℃左右的温水里,搅拌均匀,至红糖完全溶解。

(2)向红糖水里加入面粉、鸡蛋、山楂碎,搅拌至面糊细腻无颗粒。

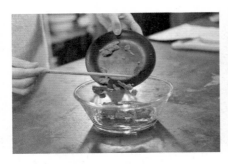
溶解红糖

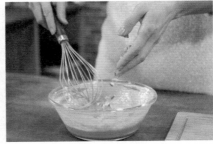
制作面糊

（3）盖上保鲜膜进行发酵，可以放入烤箱中，旁边放一碗热水，发酵至面糊体质变两倍大。

（4）发酵好后，用筷子顺时针搅拌排气。

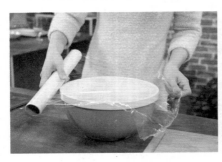
发酵

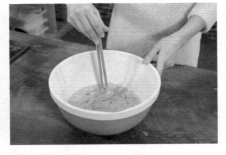
排气

（5）选择 6 寸左右的模具或碗，内侧刷油，方便脱模。

（6）将面糊倒入模具中，上面放上山楂碎装饰。

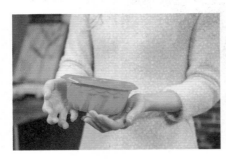
选择模具

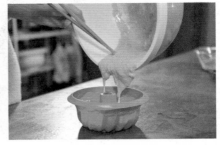
面糊倒入模具

（7）锅中烧水，水开后放入蒸锅，中小火蒸 25 min，关火再闷 5 min，出锅后趁热脱模,即可食用。

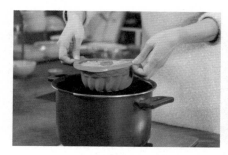
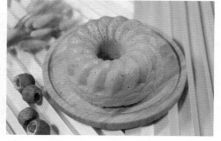

出锅脱模　　　　　　　　　　　山楂红糖糕

【药膳功效】

调理冲任,活血通经。

【药膳方义】

方中:山楂味至酸微甘,性平,皮赤肉红黄,故善入血分,为化瘀血之要药,能除癥瘕、女子月闭、产后瘀血作疼;红糖性温,具有活血、补血、散淤的作用,适合血瘀体质食用。二药合用,最善活血通经,适用于冲任血瘀所致的月经至期不来、闭经等证。

### 6.6.3　血瘀体质之心血瘀滞者药膳——参七白凤汤

【主要表现】

心胸憋闷疼痛,痛引肩背,并可循手少阴心经向左上肢放射,口、唇、爪甲青紫,舌质暗红,或有瘀点、瘀斑,脉涩或结、代等。

根据血瘀体质之心血瘀滞者的特点,推荐药膳——参七白凤汤。

**药膳食材**

三七 8 g、西洋参 8 g、鸽子一只、生姜、料酒。

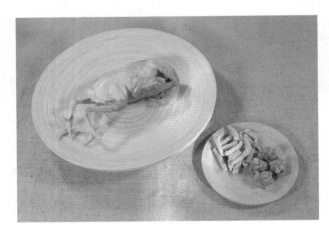

参七白凤汤食材

**制作方法**

（1）将鸽子、三七、西洋参洗净。

（2）鸽子切块，备用。

（3）三七、西洋参清水浸泡。

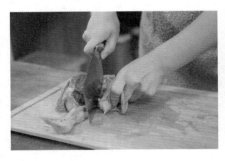

鸽子切块

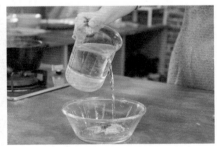

浸泡食材

（4）锅中加入 1500 mL 清水，放入鸽子、生姜、1 勺料酒，焯水，撇去浮沫。

（5）三七、西洋参连同浸泡的水加入锅中，大火煮开，再倒入鸽子和原汤，继续大火煮约 10 min 后，转小火炖煮 40 min，起锅前 10 min 放入盐调味。

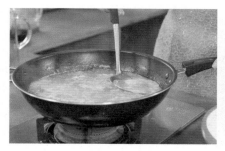
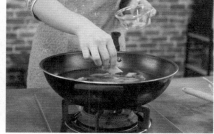

撇去浮沫　　　　　　　　　炖煮

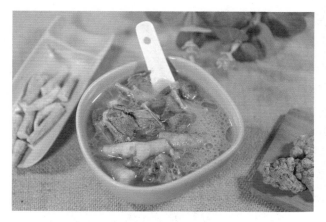

参七白凤汤

## 药膳功效

补气活血,化瘀止痛。

## 药膳方义

方中:三七味苦微甘,性温具止血,散瘀,消肿,止痛之功,尤其善通心经之血瘀,因气为血之动力,故血瘀者多兼气虚。西洋参具有补气养阴,清热生津之功。二药合用,共具补气、活血、化瘀、止痛,尤其适合血瘀体质之心血瘀滞者服用。

# 7 > 气郁体质

气郁体质是人体在生命进程中由各种内外因素所致的以气机郁滞、心情长期不悦甚至焦虑抑郁为主要特点的一种不良体质。其性格多表现为敏感、多疑、忧虑、心胸狭窄、多思虑等。

本章就气郁体质之肝气郁结者、气郁体质之肝急脏躁者、气郁体质之心神不安者进行施膳。

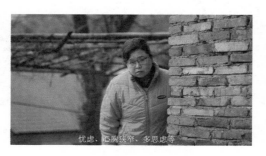

**气郁体质之肝气郁结者**

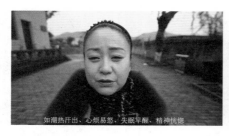

**气郁体质之肝急脏躁者**

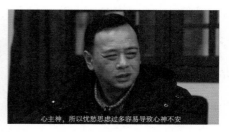

**气郁体质之心神不安者**

## 7.1　气郁体质概念

气郁体质是人体在生命进程中由各种内外因素所致的以气机郁滞、心情长期不悦甚至焦虑抑郁为主要特点的一种不良体质。临床主要表现为心烦、失眠(以早醒性失眠为主)、头痛头晕、耳鸣、胃痛、梅核气、月经不调、乳腺增生、两肋胀痛等症状。易患脏躁、梅核气、百合病及郁病等,严重影响人们的身心健康。

## 7.2　气郁体质形成原因

气郁体质指的是由于情绪长期受阻、气滞而在性格上表现为敏感、多疑、忧虑、心胸狭窄等生理状态。由于生活节奏增快,社会竞争激烈,生存压力过大,起居饮食不正常,人们常常处于繁忙的劳务当中,人体的精神和身体长期处于不放松、紧张状态中,就容易导致体内各脏腑长时间气机运转失常,加上外界突发应激事变的刺激,长此以往形成气郁体质,具体致病因素介绍如下:

(1)先天禀赋和遗传因素:先天禀赋与遗传在体质的形成和发展过程中起着重要的作用,若父母双方或一方为气郁体质,则其子女也遗传父母而形成气郁体质的概率也将大大提升。

(2)环境因素:后天环境对气郁体质的形成有重要影响,如家庭不和,父母或夫妻感情不和,经常争吵打架,长期处于此环境下(即易受此环境影响)导致心情紧张、焦虑、郁闷,长此以往,则易形成气郁体质。另外,工作压力过大、失恋、离婚、失业、生意失败、亲人生病或离世等外界不利因素的刺激,均能影响个人情绪,从而形成气郁体质,终致痰湿体质。

(3)生活与作息因素:生活作息对气郁体质的形成亦有重要影响,《黄帝内经》载有"春当夜卧早起,夏当夜卧早起,秋当早卧早起,冬当早卧晚起",又载有"春三月,此谓发陈,天地俱生,万物以荣,夜卧早起,广步于庭,被发缓形,以使志生,生而勿杀,予而勿夺,赏而勿罚,此春气之应,养生之道也。逆之则伤肝,夏为寒变,奉长者少。"清初名医喻嘉言解释曰:"寒变者,夏月得病之总名。缘肝木弗荣,不能生其心火。至夏,心火当旺反衰,北方肾水得以上陵。其候掩抑而不光明,收引而不发露,得食则饱闷,偶事则狐疑,下利奔迫,惨然不乐。甚者战栗如丧神守",所以,如果生活作息不顺应季节规律,如春季养生不当,则可致"遇事狐疑,惨然不乐"等气郁体质特点的相关表现。

(4)地域因素:流行病学调查结果显示,我国气郁体质人群分布西部地区气郁体质比例较高。王琦通过对中国六个不同地区的调查数据进行分析:东部(江苏、安徽)、西部(甘肃、青海)、南部(福建)、华北(北京)、东北(吉林)、中部(河南、江西),发现西部气郁的比例较高,从中医角度分析,可能与西部气候干燥,为燥金之地,金盛可以制木,导致肝气郁结不舒有关。

(5)性别差异因素:从性别差异来看,女性气郁明显高于男性,赵铁葆通过对北京房山区失眠人群调查发现,失眠患者体质分布多为痰湿、气郁、气虚、阳虚和湿热。男性与女性失眠患者在中医体质分布上有所不同,男性多见痰湿质和湿热质;对于女性来说,气郁气虚是最常见的,如《女科百问》中载有"男子以精为本,女子以血为源"。《妇科经论》中载有"每多忧思忿怒,郁气居多。"总体来说,女性气郁体质者的发病率较男性相对为多。

(6)年龄因素:冯娟通过对福建、浙江、湖南、山西、广西等一般人群调查发现,35~59岁年龄段的中年人气郁体质比例远高于老年人。这可能是由于该年龄段人群工作、生活压力大,加上社会竞争激烈,更易出现以心身疲惫为主要特征的气郁体质。

(7)疾病因素:长期受消化性溃疡、神经官能症、失眠、更年期综合征、糖尿病、肝炎、各种恶性肿瘤等疾病折磨而迁延不愈时,也可导致气郁体质的形成。

## 7.3 气郁体质特征

(1)形体特征:形体消瘦或偏胖,面色苍暗或萎黄。

(2)常见表现:平素性情急躁易怒,易于激动,或忧郁寡欢,胸闷不舒,时欲太息。常胸胁胀痛或窜痛;或乳房小腹胀痛,月经不调,痛经;或咽中梗阻,如有异物(梅核气);或胃脘胀痛,泛吐酸水,呃逆嗳气;或腹痛肠鸣,大便泄利不爽;或气上冲逆,头痛眩晕等。

(3)心理特征:性格内向不稳定,忧郁脆弱,敏感多疑。

(4)发病倾向:易患抑郁症、焦虑症、神经衰弱、失眠、月经不调、乳腺增生、乳腺纤维瘤、不孕不育、月经不调及各种肠胃炎等。

(5)对外界环境适应能力:社交恐惧,不适宜各种突发因素的刺激,不适宜环境突然改变的刺激。

## 7.4 气郁体质调理原则

气郁体质者性格多内向,缺乏与外在的沟通,情志不达时精神便处于抑郁状态。气郁在先、郁滞为本,故疏通气机为气郁体质者的养生原则,重在调节心情,少坐少卧,多运动,尽可能地多参加社交活动。

## 7.5 气郁体质调理方法

(1)精神调养:多参加社会活动、集体文娱活动,多听轻快的音乐,多读积极的、鼓励的、富有乐趣的、展现美好生活前景的书籍,以培养开朗、豁达的性格。另外,适宜的心理咨询及疏导亦极为必要。

(2)环境调节:气郁体质者居室应保持安静,禁止喧哗,光线宜暗,避免强烈光线刺激。在名利上不计较得失,胸襟开阔,不患得患失,知足常乐。

（3）生活作息调养:应当保持良好的饮食与作息习惯,尽量不要熬夜,早睡早起,多运动,少坐少卧,避免长时间看手机、电视等。

（4）药膳调理:药膳是中国传统的医学知识与烹调经验相结合的产物。它"寓医于食",既将药物作为食物,又将食物赋以药用,药借食力,食助药威,二者相辅相成,相得益彰;既具有较高的营养价值,又可防病治病、保健强身、延年益寿。

## 7.6　气郁体质的分类及相应的调理药膳

根据以上气郁体质的概念、形成原因、特征、结合调理原则和调理方法的不同把气郁体质分为以下三种:气郁体质之肝气郁结者、气郁体质之肝急脏躁者、气郁体质之心神不安者。

### 7.6.1　气郁体质之肝气郁结者药膳——逍遥解郁膏

**主要表现**

情绪焦虑抑郁,两胁作痛,头痛目眩,口燥咽干,神疲食少,或月经不调,乳房胀痛,脉弦而虚者。

根据气郁体质之肝气郁结者的特点,推荐药膳——逍遥解郁膏。

**药膳食材**

甘草 15 g、当归 30 g、茯苓 40 g、白芍 30 g、白术 30 g、生麦芽 30 g、生姜 10 g,冰糖适量。

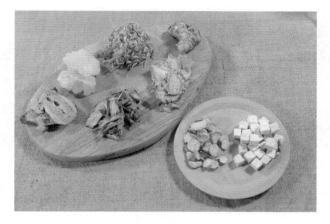

逍遥解郁膏食材

**制作方法**

（1）食材清洗干净，浸泡 30 min，倒出浸泡的水，再加入清水，水量高出食材面10 cm，浸泡 24 h。

（2）浸泡好的食材倒入砂锅中，大火烧开，小火慢熬 1 h，转微火约 3 h，倒出药汁放另一不锈钢锅中备用。

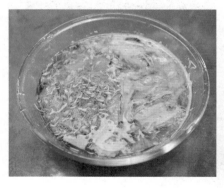

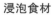

浸泡食材

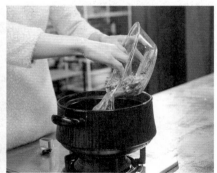

食材入锅

（3）再次加入清水，水量没过食材即可，大火烧开，小火熬 1 h，倒出药汁备用。

（4）第三次加入清水，水量没过药材，烧开后熬 1 h，倒出药汁备用。

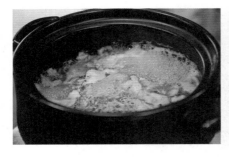

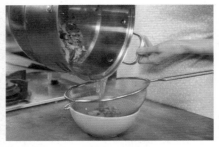

小火熬制        滤出药汁

（5）将三次汇集在不锈钢锅中的药汁经细筛网过滤后，大火收汁，加入冰糖，慢火熬制收汁至浓稠。用筷子蘸取汤汁到无水盘子里看状态，若滴水成珠，即可。

（6）待冷却后，转入杀菌晾干的玻璃瓶中，方便储存食用。

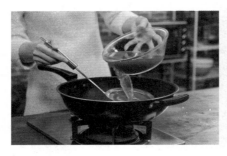

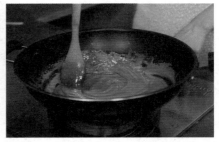

大火收汁        熬制浓汁

（7）每天 1~2 次，每次一勺，兑温水服用。

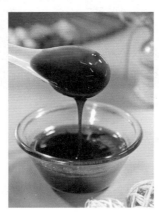

逍遥解郁膏

### 药膳功效

疏肝解郁,养血健脾。

### 药膳方义

本方:用生麦芽以疏肝解郁,使肝气得以调达,为君药。当归甘辛苦温,养血和血;白芍酸苦微寒,养血敛阴,柔肝缓急,为臣药。白术、茯苓健脾去湿,使运化有权,气血有源;甘草益气补中,缓肝之急,为佐药。生姜温胃和中,为使药。诸药同用,共奏疏肝解郁之功,适宜于气郁体质之肝气郁结者服用。

## 7.6.2 气郁体质之肝急脏躁者药膳——开心粥

### 主要表现

精神恍惚,常悲伤欲哭,不能自主,心中烦乱,睡眠不安,甚则言行失常,呵欠频作,舌淡红苔少,脉细微数。

根据气郁体质之肝急脏躁者的特点,推荐药膳——开心粥。

### 药膳食材

小麦(浮小麦)50 g、大枣 30 g、甘草 10 g。

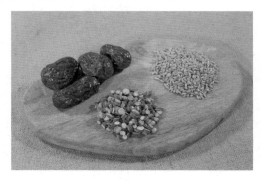

开心粥食材

### 制作方法

（1）小麦、甘草、大枣洗净。

（2）大枣撕碎。

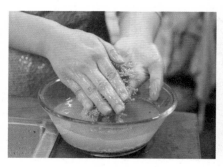

清洗小麦

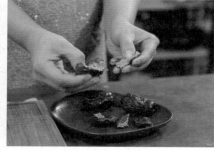

撕碎大枣

（3）锅中加入 500 mL 清水，放入小麦、甘草、大枣，大火煮开。

（4）煮开后再持续大火熬煮约 15 min，使小麦能开花软烂。

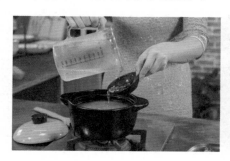

加入清水

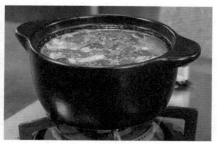

大火熬制

（5）转小火慢煮约 60 min，粥液熬至黏稠软烂，即可食用。

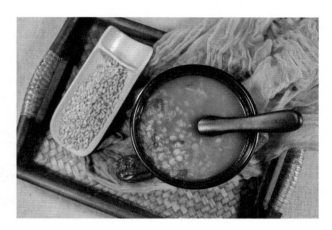

开心粥

『药膳功效』

养心安神，和中缓急。

『药膳方义』

脏躁一证是指五脏功能失调所致。本药膳所治证系因忧思过度，心阴受损，肝气失和所致。心阴不足，心失所养，则精神恍惚，睡眠不安，心中烦乱；肝气失和，疏泄失常，则悲伤欲哭，不能自主，或言行妄为。治宜养心安神，和中缓急。方中：小麦为君药，养心阴，益心气，安心神，除烦热；甘草补益心气，和中缓肝急，为臣药；大枣甘平质润，益气和中，润燥缓急，为使药。诸药同用，可养心安神，和中缓急，适宜于气郁体质之肝急脏躁者服用。

### 7.6.3 气郁体质之心神不安者药膳——酸枣仁饮

**主要表现**

虚烦失眠,心烦气躁,心悸不安,头目眩晕,咽干口燥,舌红,脉弦细。临床表现为神经衰弱、心脏神经官能症、更年期综合征等相关疾病。

根据气郁体质之心神不安者的特点,推荐药膳——酸枣仁饮。

**药膳食材**

炒酸枣仁 15 g(捣碎)、甘草 3 g、百合 6 g、茯苓 8 g、川芎 4 g,蜂蜜适量。

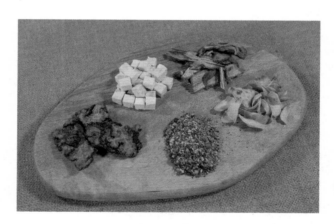

**酸枣仁饮食材**

**制作方法**

(1)将除酸枣仁以外的食材洗去浮尘备用。

(2)食材加入锅中,加入 1000 mL 水,大火煮开,撇去浮沫,小火煮 40 min。

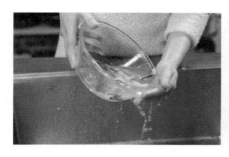

清洗食材

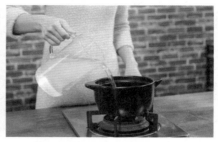

加入清水

（3）出锅后，滤去残渣等汤水稍凉后加入蜂蜜调味即可。

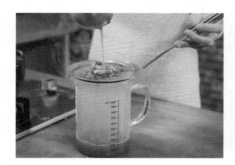

滤去残渣

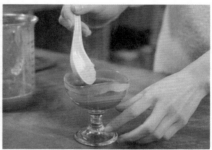

调入蜂蜜

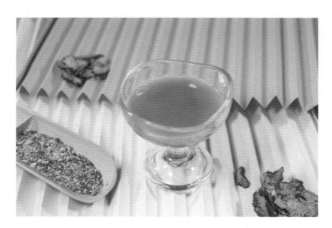

酸枣仁饮

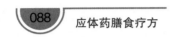

## 药膳功效

养心安神,疏肝解郁,除烦。

## 药膳方义

方中:重用酸枣仁为君,以其甘酸质润,入心、肝之经,养血补肝,宁心安神,茯苓宁心安神;百合养阴润肺、清心安神,均为臣药。臣药与君药相伍,以助安神除烦之功。佐以川芎之辛散,调肝血而疏肝气,与大量的酸枣仁相伍,辛散与酸收并用,补血与行血结合,具有养心安神之妙。甘草和中缓急,调和诸药为使。诸药同用,共养心安神,疏肝解郁之功,适宜于气郁体质之心神不安者服用。

## 8 ▶ 特禀体质

　　特禀体质的成因与先天禀赋不足、遗传因素、环境因素、药物因素等密切相关。特禀体质的类型主要包括过敏体质、遗传病体质、胎传体质。

　　本章就特禀体质之过敏性皮肤病（荨麻疹、湿疹、接触性皮炎等）、特禀体质之过敏性咳喘（肺气虚耗证）、特禀体质之过敏性鼻炎进行施膳。

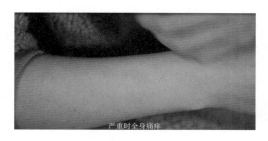

**特禀体质之过敏性皮肤病**

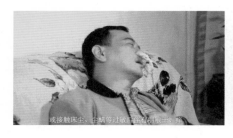

**特禀体质之过敏性咳喘**

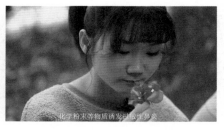

**特禀体质之过敏性鼻炎**

## 8.1　特禀体质概念

特禀体质是指由于遗传因素和先天因素所造成的特殊状态的体质。中医讲的先天禀赋,是指小儿出生之前,在母体内遗传的父母双方的一切特征,有时也指小儿在母体内受到其他因素(如母亲使用了不良药物等)的影响。特禀体质的主要表现为先天性、遗传性的生理缺陷与疾病、过敏反应等。其成因与先天禀赋不足、遗传因素、环境因素、药物因素等密切相关。特禀体质的类型主要包括过敏体质、遗传病体质、胎传体质。如:有的人接触到花粉,出现流鼻涕、打喷嚏、流眼泪、咳嗽、呕吐、皮疹等过敏反应;有的人对药物、食物、气味过敏;有的人皮肤容易过敏,出现紫红色的瘀斑、瘀点,一抓就红,并出现抓痕等。

## 8.2　特禀体质形成原因

与先天禀赋不足、遗传因素、环境因素、药物因素等密切相关。

(1)先天因素:特禀体质的形成和发展主要由遗传因素决定,《黄帝内经》载有"愿闻人之始生……以母为基,以父为楯……血气已和,营卫已通,五脏已成,神气舍心,魂魄毕具,乃成为人。"子女具有的特禀体质有70%的概率是从均为特禀体质的父母那里遗传的,单纯母亲或父亲是特禀体质,子女获得特禀体质的概率分别为50%和30%。余雪梅通过研究也证实了此说法,她指出一级亲属中有过敏史的例数越多,其婴儿过敏的发生率越高。

(2)后天因素:除先天遗传因素外,后天因素在特禀体质的形成和发展中所起的制约作用也不容忽视。在特定的气候、地理环境中,自然因素长期影响着饮食结构、居住条件、生活方式和社会民俗的改变,从而制约着不同的人群在形态结构、生理功能、心理行为等方面产生相协调的自我调节机制和适应性变化。如冀庆认为人体对外界环境适应能力降低是卫气不和的外在表现,从而提出卫气不和可能是特禀体质形成的原因之一。

（3）其他因素:钱会南通过相关研究发现,出生时父母亲年龄、出生方式、出生后四个月内的喂养方式对特禀体质的形成亦有一定影响作用,但在子女排行、血型、性格、运动、睡眠等方面,特禀体质没有明显特异表现。

## 8.3 特禀体质特征

（1）总体特征:先天失常,以生理缺陷、过敏反应等为主要特征。

（2）形体特征:特禀体质中的过敏体质者一般无特殊形体特征,先天禀赋异常者或有畸形,或有生理缺陷。

（3）常见表现:过敏体质者常见哮喘、风团、咽痒、鼻塞、喷嚏等;患遗传性疾病者有垂直遗传、先天性、家族性特征;患胎传性疾病者具有母体影响胎儿个体生长发育及相关疾病特征。

（4）心理特征:随禀质不同情况各异。

（5）发病倾向:过敏体质者易患哮喘、荨麻疹、花粉症及药物过敏等;遗传性疾病如血友病等。

## 8.4 特禀体质类型

（1）过敏体质:有过敏性鼻炎、过敏性哮喘、过敏性紫癜、湿疹、荨麻疹等过敏性疾病的人大多都属于这一类。

（2）遗传病体质:有家族遗传病史或者是先天性疾病的,这一类大多很难治愈。

（3）胎传体质:母亲在妊娠期间所受的不良影响传到胎儿所造成的一种体质。

## 8.5 特禀体质调理原则

特禀体质与遗传和禀赋息息相关,其主要类型包括过敏体质、遗传体质与胎传体质,后两种类型一般来讲通过后天的治疗和调摄很难彻底治愈,过敏体质通过适宜的治疗与调摄则相对容易痊愈。

## 8.6 特禀体质调理方法

(1)环境调摄:居室宜通风良好,保持室内清洁,被褥、床单要经常洗晒,可防止对尘螨过敏。室内装修后不宜立即入住,应打开窗户,让甲醛等挥发干净后再搬进新居。春季室外花粉较多时,要减少室外活动时间,可防止对花粉过敏,不宜养宠物,以免对动物皮毛过敏。

(2)饮食调摄:饮食宜清淡、均衡,粗细搭配适当,荤素配伍合理。多食益气固表的食物,少食荞麦(含致敏物质荞麦荧光素)、鹅肉、鲤鱼、虾、蟹、酒、辣椒等辛辣之品,更应避免腥膻发物及含致敏物质的食物。避免食用各种致敏食物,可减少发作机会。应忌食生冷、肥甘油腻及各种"发物",如各种海鲜、肥肉、浓茶、咖啡等,以免引动宿疾。

(3)作息调摄:当按时睡眠,起居应有规律,保持充足的睡眠。

(4)运动调摄:加强体育锻炼,积极参加各种体育锻炼,增强体质,尤其是春夏,应该多运动,常出汗,使毛孔常开,对减少过敏反应颇为有益。同时,天气冷时锻炼要注意防寒保暖,防止感冒。

(5)药膳调理:药膳是中国传统的医学知识与烹调经验相结合的产物。它"寓医于食",既将药物作为食物,又将食物赋以药用,药借食力,食助药威,二者相辅相成,相得益彰;既具有较高的营养价值,又可防病治病、保健强身、延年益寿。从中医角度来看,过敏的人主要是肺、脾、肝三脏功能失调。特禀体质者,可根据具体的过敏情况选择相应对症的药膳。

## 8.7 特禀体质的分类及相应的调理药膳

一般来说,特禀体质中遗传体质及胎传体质,通过后天治疗与调理是难以痊愈的,因此这里的特禀体质分类仅针对其中的过敏体质,过敏体质所表现的相应疾病类型众多,我们在这里将其分为常见的三个大类,即过敏性皮肤病(如过敏性荨麻疹等)、过敏性咳喘、过敏性鼻炎等,所以,我们针对这三种类型推出相应的对症调理药膳。

### 8.7.1 特禀体质之过敏性皮肤病(荨麻疹、湿疹、接触性皮炎等)药膳——抗敏汤

#### 主要表现

皮肤过敏反应主要特征表现有皮肤瘙痒,稍用指甲挠痒就出现明显的抓痕、起小红点或成片红肿起疙瘩,儿童发生皮肤过敏反应时,还常会在红肿起疙瘩部位有水疱、大疱形成的表现。

手臂内侧,用指甲轻轻划皮肤,如果皮肤条状隆起、红肿、起小红点,就可判断是过敏性皮肤。荨麻疹是通常说的风疙瘩,大小不同,瘙痒,来得快去得也快;湿疹属于过敏性皮肤病,一般的湿疹是红色的丘疹,严重时会溃烂、痒痛难忍,其一般呈对称性分布;接触性皮炎有比较明确的病因,即接触过敏原会全身痒、糜烂、红肿、有渗出液。中医认为,过敏性皮肤病的内因是血热风扰,内不得疏泄,外不得透达,郁于皮毛腠理之间,血中有热,治风先治血,血行风自灭。《黄帝内经》就载有"诸痛痒疮,皆属于心(火)""火郁发之"。可见,治疗原则当用清热凉血辛凉解表疏风之品,推荐药膳——抗敏汤。

🔶 药膳食材 🔶

当归 4 g、生地 8 g、知母 6 g、苍术 3 g、牛蒡根 6 g、马齿苋 6 g、甘草 2 g、薄荷 2 g、瘦猪肉 150 g、淀粉、盐。

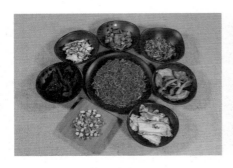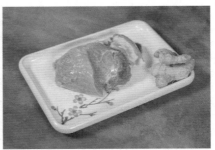

抗敏汤食材(1)　　　　　　　　抗敏汤食材(2)

🔶 制作方法 🔶

(1)将当归、生地、知母、苍术、牛蒡根、甘草 6 味药材洗净,1000 mL 清水浸泡 30 min。

(2)马齿苋、薄荷用纱布包好备用。

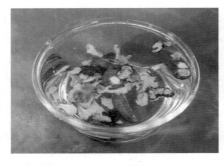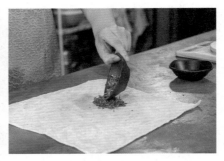

浸泡食材　　　　　　　　　　制作药包

(3)瘦猪肉切片,撒上姜末、盐、淀粉,抓匀备用。

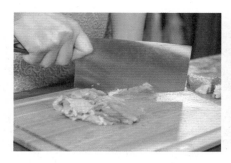 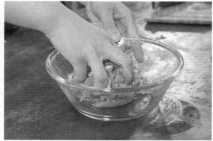

猪肉切片　　　　　　　　　　　调味抓匀

（4）将6味药材连同浸泡的水一同倒入锅中，大火烧开煮约5 min，转中火煮10 min。

（5）放入纱布包好的2味药材和肉片，再煮约10 min。

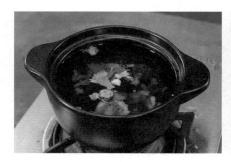 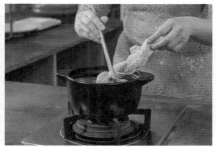

食材入锅　　　　　　　　　　　加入药包

（6）加入盐、味精、调味即可。

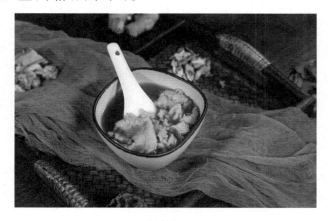

抗敏汤

### 药膳功效

疏风凉血止痒。

### 药膳方义

方中：以牛蒡根、薄荷之辛散透达，疏风散邪，使风去则痒止，共为君药。配伍苍术祛风燥湿，是为湿邪而设，知母清热泻火，马齿苋清火散热，是为热邪而用，俱为臣药。然风热内郁，易耗伤阴血；湿热浸淫，易瘀阻血脉，故以当归、生地养血活血，并寓"治风先治血，血行风自灭"之意为佐。甘草清热解毒，和中调药，为佐使。诸药同用，为治疗过敏性皮肤病之良方。

## 8.7.2　特禀体质之过敏性咳喘（肺气虚耗证）药膳——补肺茶

### 主要表现

过敏性咳喘以季节性强、反复发作、干咳或兼气喘为主，一般不发烧、自汗畏风，超过两个月无原因的慢性咳嗽或者气喘，咳嗽呈阵发性、刺激性干咳，或有少量白色泡沫样痰；在吸入烟雾或油漆等化学气味后可加重，或接触床尘、尘螨等过敏后伴有咽喉干、痒；应用多种抗生素无效，拍片或 CT 检查无明显异常；有的患者同时伴有打喷嚏、流鼻涕或鼻塞等过敏性鼻炎症状，有的孩子还表现为搓鼻子、揉眼睛。

根据特禀体质之过敏性咳喘者的特点推荐药膳——补肺茶。

【药膳食材】

党参 8 g、黄芪 10 g、北五味子 5 g、炙甘草 8 g。

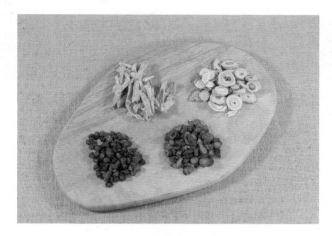

补肺茶食材

【制作方法】

（1）所有食材清洗干净，加入清水浸泡 30 min。

（2）食材加入锅中，大火煮开，小火煮 40 min 即可。

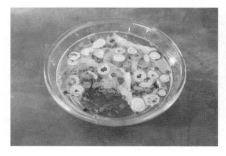

浸泡食材

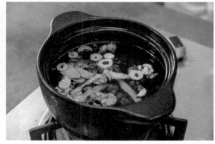

小火煮制

（3）关火，滤去残渣，等汤水稍凉后加入蜂蜜调味即可。

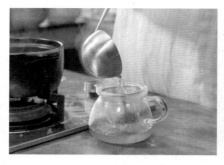

过滤残渣

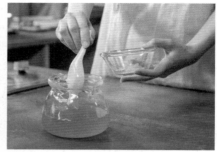

调入蜂蜜

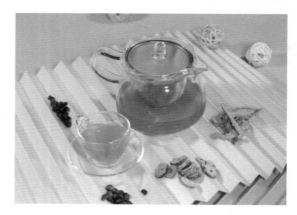

补肺茶

### 药膳功效

补肺平喘止咳。

### 药膳方义

方中：党参、黄芪益气补肺；五味子收敛肺气，炙甘草补脾益气、润肺止咳，诸药配伍，有补肺益气、止咳平喘之功效。适用于肺气虚耗导致的过敏性咳喘体质患者。

### 8.7.3  特禀体质之过敏性鼻炎药膳——黄芪白术粥

**主要表现**

过敏性鼻炎是发生在鼻腔黏膜的变态反应性疾病,分季节性和常年性。春季空气中飘浮着大量植物花粉、尘螨,加上天气比较干燥,鼻腔容易受到外来刺激物的影响,诱发过敏性鼻炎。过敏性鼻炎的典型症状主要是阵发性喷嚏、清水样鼻涕、鼻塞和鼻痒。部分伴有嗅觉减退;喷嚏每天数次阵发性发作,每次多于 3 个,多在晨起或者夜晚或接触过敏原后立刻发作;大量清水样鼻涕,有时可不自觉从鼻孔滴下;间歇或持续鼻塞,单侧或双侧,轻重程度不一。根据病因病机及发病特点,推荐药膳——黄芪白术粥。

**药膳食材**

黄芪 12 g、白术 8 g、薄荷 4 g、粳米 50 g。

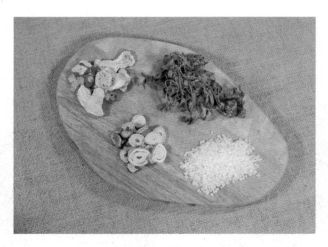

黄芪白术粥食材

制作方法

（1）将黄芪、白术、薄荷清水洗出去浮沉后，加入 1500 mL 清水浸泡 30 min。

（2）连水一起大火煮开，中火煮 30 min 后，加入薄荷，再煮 10 min，过滤药渣，药汁备用。

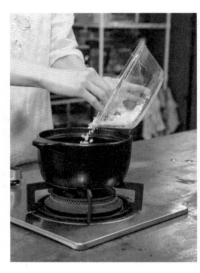

加入粳米

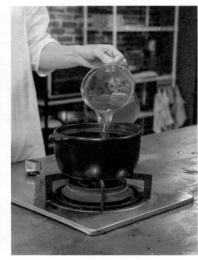

加入药汁

（3）粳米淘洗干净，加入药汁，大火烧开，转小火熬煮约 30 min，待粥变黏稠即可。

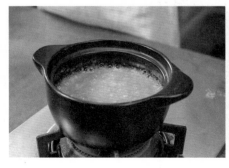

熬制黏稠

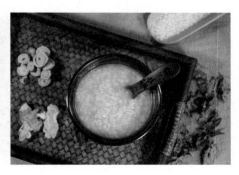

黄芪白术粥

## 药膳功效

益气固表、补肺通窍。

## 药膳方义

方中：黄芪益气固表止汗为君；白术补气健脾为臣；佐以薄荷走表而散风邪，合黄芪、白术以益气祛邪。且黄芪得薄荷，固表而不致留邪；薄荷得黄芪，祛邪而不伤正，有补中寓疏，散中寓补之意。诸药共用，适宜于过敏性鼻炎患者的调养。

# 主要参考书目

[1]谢梦洲,朱天民.中医药膳学[M].3版.北京:中国中医药出版社,2016.

[2]左铮云,刘志勇,乐毅敏.中医药膳学[M].北京:中国中医药出版社,
2015.

[3]徐文兵.饮食滋味[M].南昌:江西科学技术出版社,2018.

[4]马烈光,蒋力生.中医养生学[M].3版.北京:中国中医药出版社,2016.

[5]施洪飞,方泓.中医食疗学[M].北京:中国中医药出版社,2016.

[6]马继兴.中医药膳学[M].北京:人民卫生出版社,2009.

[7]宫本航,王圣贵.实用食疗金方[M].北京:中医古籍出版社,2007.

[8]刘强.药食两用中药应用手册[M].北京:中国医药科技出版社,2006.

[9]杨毅玲.药膳食疗3000例[M].北京:化学工业出版社,2010.

[10]王琦.九种体质使用手册[M].北京:中国中医药出版社,2012.

[11]姚春鹏,译注.中华经典名著全本全注全译丛书.黄帝内经[M].北京:
中华书局,2014.

[12]王珪著,程志立,宋白杨校注.泰定养生主论[M].2版.北京:中国医药
科技出版社,2019.